Mediterrane Ernährung Rezepte

100 schnelle und gesunde Rezepte für Einsteiger.

Inhaltsverzeichnis

KAPITEL 1. FRÜHSTÜCK.. 3

KAPITEL 2. MITTAGESSEN 13

KAPITEL 3. ABENDESSEN...27

KAPITEL 4. REIS UND KÖRNER 40

KAPITEL 5. SALAT 50

KAPITEL 6. SUPPEN...60

KAPITEL 7. NACHTISCH...73

KAPITEL 8. SNACKS... 81

KAPITEL 9. GEMÜSEGERICHTE...89

KAPITEL 10. SOßEN UND MARINADEN.......................................99

. KAPITEL 11. BEILAGEN... 105

KAPITEL 12. BROT UND PIZZA 111

Kapitel 1. Frühstück

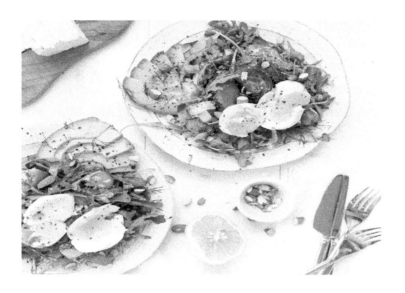

Räucherlachs Rührei

Zubereitungszeit: 5 Minuten

Kochzeit: 10 Minuten

Portionen: 4

Zutaten:

- 4 Eier
- 6 Eiweiß
- 1/8 Teelöffel frisch gemahlener schwarzer Pfeffer
- 2 Esslöffel natives Olivenöl
- 1/2 rote Zwiebel, fein geschnitten
- 4 Unzen geräucherter Lachs, flockig
- 2 Esslöffel abgetropfte Kapern

Zubereitung:

1. Schlagen Sie die Eier, das Eiweiß und den Pfeffer auf. Beiseitestellen.

2. Erhitzen Sie das Olivenöl, bis es schimmert.
3. Geben Sie die rote Zwiebel hinzu und kochen Sie alles für 3 Minuten unter gelegentlichem Umrühren, bis alles weich ist.
4. Fügen Sie Lachs und Kapern hinzu und kochen Sie alles für 1 Minute.
5. Geben Sie die Ei-Mischung in die Pfanne und kochen Sie alles für 3 bis 5 Minuten, rühren Sie ständig um oder solange, bis die Eier fest sind.

Nährstoffe:

- Kalorien: 189
- Eiweiß: 16 g
- Gesamt Kohlehydrate: 2 g
- Ballaststoffe: 1 g
- Gesamt Fette: 13 g; Natrium: 806 mg

Pochierte Eier mit Avocadopüree

Zubereitungszeit: 10 Minuten

Kochzeit: 5 Minuten

Portion: 4

Zutaten:

- 2 Avocados, geschält und entkernt
- 1/4 Tasse frisch geschnittene Basilikumblätter
- 3 Esslöffel Rotweinessig, geteilt
- Saft aus 1 Zitrone
- Schale 1 Zitrone
- 1 Knoblauchzehe, zerhackt
- 1 Teelöffel Meersalz, geteilt
- 1/8 Teelöffel frisch gemahlener schwarzer Pfeffer
- Prise Cayennepfeffer, plus mehr nach Bedarf

- 4 Eier

Zubereitung:

1. Avocados, Basilikum, 2 Esslöffel Essig, Zitronensaft und -schale, Knoblauch, 1/2 Teelöffel Meersalz, Pfeffer und Cayenne in einen Mixer geben. Etwa 1 Minute lang pürieren, bis die Masse glatt ist.

2. Füllen Sie eine 12-Zoll-Bratpfanne mit Antihaftbeschichtung zu etwa drei Vierteln mit Wasser und stellen Sie sie auf mittlere Hitze. Geben Sie den restlichen Esslöffel Essig und den restlichen 1/2 Teelöffel Meersalz hinzu. Bringen Sie das Wasser zum Köcheln.

3. Schlagen Sie die Eier vorsichtig in Puddingtassen auf. Halten Sie die Tassen nur knapp über das Wasser und lassen Sie die Eier vorsichtig nacheinander in das kochende Wasser gleiten. Lassen Sie die Eier 5 Minuten lang stehen, ohne die Pfanne zu rühren oder den Deckel abzunehmen.

4. Heben Sie die Eier mit einer Schaumkelle vorsichtig aus dem Wasser und lassen Sie sie vollständig abtropfen. Legen Sie jedes Ei auf einen Teller und löffeln Sie das Avocadopüree darüber.

Nährstoffe:

- Kalorien: 213
- Eiweiß: 2 g
- Gesamt Kohlehydrate: 11 g
- Ballaststoffe: 7 g
- Gesamt Fette: 20 g
- Natrium: 475 mg

Süßkartoffeln mit Kokosnussflocken

Zubereitungszeit: 15 Minuten

Kochzeit: 1 Stunde

Portionen: 2

Zutaten:

- 16 Unzen Süßkartoffeln
- 1 Esslöffel Ahornsirup
- 1/4 Tasse fettfreien Kokosnuss griechischer Joghurt
- 1/8 Tasse ungesüßte, geröstete Kokosnussflocken
- 1 geschnittener Apfel

Zubereitung:

1. Heizen Sie den Backofen auf 200° vor.
2. Legen Sie Ihre Kartoffeln auf Backpapier. Backen Sie sie für 45-60 Minuten, bis sie weich sind.
3. Nutzen Sie ein scharfes Messer und schneiden Sie ein "X" auf die Kartoffeln.
4. Bestreuen Sie sie mit Kokosnussflocken, den geschnittenen Apfel, den griechischen Joghurt und den Ahornsirup.
5. Sofort servieren.

Nährstoffe:

- Kalorien: 321
- Fette: 3 g
- Kohlehydrate: 70 g
- Eiweiß: 7 g
- Zucker: 0.1 g
- Natrium: 3%

Leinsamen und Bananen Smoothie

Zubereitungszeit: 5 Minuten

Kochzeit: 0 Minuten

Portionen: 4

Zutaten:

- 1 gefrorene Banane
- 1/2 Tasse Mandelmilch
- Vanille Extrakt
- 1 Esslöffel Mandelbutter
- 2 Esslöffel Leinsamen
- 1 Teelöffel Ahornsirup

Zubereitung:

1. Geben Sie alle Zutaten in eine Küchenmaschine oder einen Mixer und verarbeiten Sie sie, bis sie glatt sind. Gießen Sie die Mischung in ein Glas und genießen Sie sie.

Nährstoffe:

- Kalorien: 376
- Fette: 19.4 g
- Kohlenhydrate: 48.3 g
- Eiweiß: 9.2 g
- Natrium: 64.9 mg

Fruchtiger Tofu Smoothie

Zubereitungszeit: 5 Minuten

Kochzeit: 0 Minuten

Portionen: 2

Zutaten:

- 1 Tasse eiskaltes Wasser

- 1 Tasse abgepackter Spinat
- 1/4 Tasse gefrorene Mango Stücke
- 1/2 Tasse gefrorene Ananasstücke
- 1 Esslöffel Chiasamen
- 1 Behälter Seidentofu
- 1 mittelgroße Banane, gefroren

Zubereitung:

1. Geben Sie alle Zutaten in einen Mixer und pürieren Sie sie bis alles glatt und cremig ist.
2. Geben Sie alles in zwei Gläser, servieren Sie es und genießen Sie.

Nährstoffe:

- Kalorien: 175
- Fette: 3.7 g
- Kohlenhydrate: 33.3 g
- Eiweiß: 6.0 g
- Zucker: 16.3 g
- Natrium: 1%

Arme Ritter mit Apfelsoße

Zubereitungszeit: 5 Minutes

Kochzeit: 5 Minuten

Portionen: 6

Zutaten:

- 1/4 Tasse ungesüßte Apfelsoße
- 1/2 Tasse entrahmte Milch
- 2 Packungen Stevia
- 2 Eier
- 6 Scheiben Vollkornbrot

- 1 Teelöffel gemahlener Zimt

Zubereitung:

1. Vermischen Sie die Apfelsoße, den Zucker, den Zimt, die Milch und die Eier in einer Schüssel.
2. Schneiden Sie in der Zeit das Brot und geben Sie es in die Apfelsoßenmischung, bis es nass ist.
3. Erhitzen Sie auf mittlerer Flamme eine große Antihaft-Pfanne.
4. Legen Sie das eingeweichte Brot auf der einen Seite und ein weiteres auf der anderen Seite.
5. Servieren und genießen.

Nährstoffe:

- Kalorien: 122.6
- Fette: 2.6 g
- Kohlenhydrate: 18.3 g
- Eiweiß: 6.5 g
- Zucker: 14.8 g
- Natrium: 11%

Banane Erdnussbutter grüner Smoothie

Zubereitungszeit: 5 Minuten

Kochzeit: 0 Minuten

Portionen: 1

Zutaten:

- 1 Tasse gehackter römischer Salat
- 1 mittelgroße Banane, gefroren
- 1 Esslöffel natürliche Erdnussbutter
- 1 Tasse kalte Mandelmilch

Zubereitung:

1. Geben Sie alle Zutaten in einen Hochleistungsmixer.

2. Pürieren Sie bis alles weich und cremig.
3. Servieren und genießen.

Nährstoffe:

- Kalorien: 349.3
- Fette: 9.7 g
- Kohlenhydrate: 57.4 g
- Eiweiß: 8.1 g
- Zucker: 4.3 g; Natrium: 18%

Baking Powder Biscuits

Zubereitungszeit: 5 Minuten

Kochzeit: 5 Minuten

Portion: 1

Zutaten:

- 1 Eiweiß
- 1 Tasse weißes Weizenvollkornmehl
- 4 Esslöffel ungehärtetes Pflanzenfett
- 1 Esslöffel Zucker
- 2/3 fettarme und fettfreie Milc
- 1 Tasse ungebleichtes Mehrzweckmehl
- 4 Teelöffel natriumfreies Backpulver

Zubereitung:

1. Backofen auf 230° vorheizen.
2. Vermischen Sie Mehl, Zucker und Backpulver und rühren Sie gut durch.
3. Geben Sie das Eiweiß und Milch hinzu und rühren Sie weiter.
4. Runde Kleckse aufs Backblech setzen und für 10 Minuten backen.

5. Nehmen Sie das Backblech heraus und legen Sie die Kekse zum Auskühlen auf den Kuchenrost.

Nährstoffe:

- Kalorien: 118
- Fette: 4 g
- Kohlenhydrate: 16 g
- Eiweiß: 3 g
- Natrium: 6%

Haferflocken Bananen Pfannkuchen mit Wallnüssen

Zubereitungszeit: 15 Minuten

Kochzeit: 5 Minuten

Portionen: 8 Pfannkuchen

Zutaten:

- 1 fein in Würfel geschnittene Banane
- 1 Tasse Vollkorn-Pfannkuchenmischung
- 1/8 Tassen geschnittene Walnüsse
- 1/4 Tassen Haferflocken

Zubereitung:

1. Bereiten Sie die Pfannkuchen wie auf der Packung angegeben zu.
2. Fügen Sie Walnüsse, Haferflocken und die geschnittene Banane hinzu.
3. Beschichten Sie eine Grillplatte mit Kochspray. Bringen Sie etwa 1/4 Tasse des Pfannkuchenteigs auf der heißen Grillplatte an.
4. Wenden Sie den Pfannkuchen wenn sich Blasen oben bilden. Braten Sie alles bis es gold braun ist.
5. Sofort servieren.

Nährstoffe:

- Kalorien: 155
- Fette: 4 g
- Kohlenhydrate: 28 g
- Eiweiß: 7 g; Natrium: 10%

Cremiger Hafer, Grünzeug und Blaubeer-Smoothie

Zubereitungszeit: 4 Minuten

Kochzeit: 0 Minuten

Portionen: 1

Zubereitung:

- 1 Tasse kalte fettfreie Milch
- 1 Tasse Salat grün
- 1/2 Tasse frische, gefrorene Heidelbeeren
- 1/2 Tasse gefrorener, gekochter Hafer
- 1 Esslöffel Sonnenblumensamen

Zubereitung:

1. Vermischen Sie alle Zutaten und mixen Sie sie bis sie weich und cremig sind.
2. Servieren Sie und genießen Sie.

Nährstoffe:

- Kalorien: 280
- Fette: 6.8 g
- Kohlenhydrate: 44.0 g
- Eiweiß: 14.0 g
- Natrium: 141 mg

Kapitel 2. Mittagessen

Blumenkohl und Tomatensuppe

Zubereitungszeit: 10 Minuten

Kochzeit: 35 Minuten

Portionen: 4

Zutaten:

- 1 gehackte Speisezwiebel
- 1 gehackte Möhre
- 1/2 Tasse gehackter Sellerie
- 1 Esslöffel Olivenöl
- 1 Pfund Blumenkohlröschen
- Eine Prise Salz und schwarzer Pfeffer
- 1 rote gehackte Paprika
- 5 Tassen Gemüsebrühe
- 15 Unzen gehackte Tomaten
- 1 Esslöffel gehackter Koriander

Zubereitung:

1. Erhitzen Sie einen Topf mit Öl bei mittlerer Hitze, fügen Sie Zwiebeln, Sellerie, Möhren und Paprikapfeffer hinzu und schwitzen Sie alles für 10 Minuten an.
2. Geben Sie den Blumenkohl und die anderen Zutaten hinzu. Rühren Sie alles um, bringen Sie alles zum Köcheln und kochen Sie es bei mittlerer Hitze für weitere 25 Minuten.
3. Geben Sie die Suppe in Schüsseln und servieren Sie.

Nährstoffe:

- Kalorien: 210; Fette: 1 g

- Ballaststoffe: 5 g
- Kohlehydrate: 14 g; Eiweiß: 6 g

Zitrone Kabeljau Mix

Zubereitungszeit: 10 Minuten

Kochzeit: 25 Minuten

Portionen: 4

Zutaten:

- 4 Kabeljaufilets, ohne Haut
- 2 gehackte Knoblauchzehen
- 2 gehackte Schalotten
- Salz und schwarzer Pfeffer zum Würzen
- 2 Esslöffel Olivenöl
- 2 Esslöffel gehackter Estragon
- 1/2 Tasse schwarze Oliven
- Saft 1 Zitrone
- 1/4 Tasse Gemüsebrühe
- 1 Esslöffel gehackter Schnittlauch

Zubereitung:

1. Erhitzen Sie das Öl. Geben Sie die Schalotten, den Knoblauch hinzu und schwitzen Sie alles für 5 Minuten an.
2. Geben Sie den Fisch hin zu und braten Sie ihn von beiden Seiten an.
3. Geben Sie die übrigen Zutaten hinzu, geben Sie den Topf in den Ofen und kochen Sie alles bei 180° für 15 Minuten.
4. Geben Sie alles auf die Teller und servieren Sie.

Nährstoffe:

- Kalorien: 173; Fett: 3 g
- Ballaststoffe: 4 g

- Kohlehydrate: 9 g; Eiweiß: 12 g

Grünkohl-Zitronen-Suppe

Zubereitungszeit: 10 Minuten

Kochzeit: 15 Minuten

Portionen: 4

Zutaten:

- 1 Pfund Grünkohl, zerkleinert
- Salz und schwarzer Pfeffer zum Würzen
- 5 Tassen Gemüsebrühe
- 2 geschnittene Möhren
- 1 gehackte Speisezwiebel
- 1 Esslöffel Olivenöl
- 1 Esslöffel gehackte Petersilie
- 1 Esslöffel Zitronensaft

Zubereitung:

1. Erhitzen Sie den Topf bei mittlerer Hitze, geben Sie die Möhren und die Zwiebeln hinzu, rühren Sie um und schwitzen Sie alles für 5 Minuten an.
2. Geben Sie den Grünkohl und die anderen Zutaten hinzu, rühren Sie und lassen Sie alles köcheln und bei mittlerer Hitze für 10 weitere Minuten kochen.
3. Geben Sie die Suppe in Schüsseln und servieren Sie.

Nährstoffe:

- Kalorien: 210
- Fett: 7 g
- Ballaststoffe: 2 g
- Kohlehydrate: 10 g
- Eiweiß: 8 g

Balsamico-Lachs-Mix

Zubereitungszeit: 10 Minuten

Kochzeit: 20 Minuten

Portionen: 4

Zutaten:

- 4 grätenlose Lachsfilets
- 1 Esslöffel Olivenöl
- 2 zerkleinerte Fenchelknollen
- 1 Esslöffel Balsamico-Essig
- 1 Esslöffel Zitronensaft
- 1/2 Teelöffel Kurkumapulver
- 1/2 Teelöffel getrockneter Oregano
- 1 Esslöffel gehackter Schnittlauch
- Salz und schwarzer Pfeffer zum Würzen

Zubereitung:

1. Erhitzen Sie das Öl und geben Sie den Fenchel hinzu und braten Sie alles für 5 Minuten an.
2. Geben Sie den Fisch hinzu und braten Sie ihn von jeder Seite an.
3. Fügen Sie die restlichen Zutaten hinzu und kochen Sie alles für 10 Minuten. Geben Sie alles auf Teller und servieren Sie.

Nährstoffe:

- Kalorien: 200
- Fett: 2 g
- Ballaststoffe: 4 g
- Kohlehydrate: 10 g
- Eiweiß: 8 g

Kurkuma Karottensuppe

Zubereitungszeit: 10 Minute

Kochzeit: 25 Minuten

Portionen: 4

Zutaten:

- 1 Pfund geschälte und geschnittene Möhren
- 2 Esslöffel Olivenöl
- 1 gehackte Speisezwiebel
- 1 Teelöfel getrockneter Rosmarin
- 1 Teelöffel Kreuzkümmelpulver
- 2 gehackte Knoblauchzehen
- Eine Prise Salz und schwarzer Pfeffer
- 5 Tassen Gemüsebrühe
- 1/2 Teelöffel Kurkumapulver
- 1Tasse Kokosnussmilc
- 1 Esslöffel gehackter Schnittlauch

Zubereitungen:

1. Erhitzen Sie einen Topf mit dem Öl bei mittlerer Hitze; fügen Sie die Zwiebel und den Knoblauch hinzu und braten Sie sie 5 Minuten lang an.
2. Die Karotten, die Brühe und die anderen Zutaten außer dem Schnittlauch hinzufügen und umrühren.
3. Teilen Sie die Suppe in Schalen auf, streuen Sie den Schnittlauch darüber und servieren Sie sie zum Mittagessen.

Nährstoffe:

- Kalorien: 210
- Fett: 8 g
- Ballaststoffe: 6 g
- Kohlehydrate: 10 g

- Eiweiß: 7 g

Kokosnuss Lauchsuppe

Zubereitungszeit: 10 Minuten

Kochzeit: 20 Minuten

Portionen: 4

Zutaten:

- 4 geschnittene Lauchstangen
- 1 gehackte Speisezwiebel
- 1 Esslöffel Avocado Öl
- Eine Prise Salz und schwarzer Pfeffer
- 2 gehackte Knoblauchzehen
- 4 Tassen Gemüsebrühe
- 1/2 Tasse Kokosnussmilch
- 1/2 Teelöffel Muskatnusspulver
- 1/4 Teelöffel zedrückter roter Pfeffer
- 1/2 Teelöffel getrockneter Rosmarin
- 1 Esslöffel geschnittene Petersilie

Zubereitung:

1. Erhitzen Sie einen Topf mit Öl bei mittlerer Hitze, fügen Sie die Zwiebeln und den Knoblauch hinzu und braten Sie alles für 2 Minuten an.
2. Geben Sie den Lauch hinzu, rühren Sie und braten Sie alles noch weitere 3 Minute.
3. Geben Sie die Zutaten hinein außer die Petersilie, bringen Sie alles zum Köcheln und lassen sie alles bei mittlerer Hitze für weitere 15 Minuten kochen.

4. Vermischen Sie die Suppe mit einem Pürierstab und geben Sie die Suppe in Schüssel, streuen Sie die Petersilie darüber und servieren Sie.

Nährstoffe:

- Kalorien: 268
- Fette: 11.8 g
- Ballaststoffe: 4.5 g
- Kohlehydrate: 37.4 g
- Eiweiß: 6.1 g

Paprika Puten Mix

Zubereitungszeit: 10 Minuten

Kochzeit: 40 Minuten

Portionen: 4

Zutaten:

- 1 geschnittene Speisezwiebel
- 1 Pfund Putenbrust, ohne Haut und Knochen und grob gewürfelt
- 2 Esslöffel Olivenöl
- Salz und Pfeffer für den Geschmack
- 1 Tasse halbierte Artischockenherzen
- 1/2 Teelöffel Muskatnusspulver
- 1/2 Teelöffel süße Paprika
- 1 Teelöffel Kreuzkümmel
- 1 Esslöffel gehackter Koriander

Zubereitung:

1. In einer Bratpfanne das Putenfleisch mit der Zwiebel, den Artischocken und den anderen Zutaten kombinieren, schwenken und bei 175° für 40 Minuten braten.
2. Geben Sie alles auf Teller und servieren Sie.

Nährstoffe:

- Kalorien: 345
- Fett: 12 g
- Ballaststoffe: 3 g
- Kohlehydrate: 12 g
- Eiweiß: 14 g

Salmon and Spinach Salad

Zubereitungszeit: 10 Minuten

Kochzeit: 0 Minuten

Portionen: 4

Zubereitung:

- 2 Tassen geräucherter Lachs, hautlos und grätenlos und in Streifen geschnitten
- 1 gehackte Speisezwiebel
- 1 Avocado, geschält, entkernt und gewürfel
- 1 Tasse halbierte Cherry Tomaten
- 1 Teelöffel Olivenöl
- 2 Tassen Babyspinat
- Eine Prise Salz und Cayenne Pfeffer
- 1 Esslöffel Balsamico-Essig

Zubereitung:

1. Vermischen Sie den Lachs in einer Salatschüssel mit Zwiebeln, der Avocado und den anderen Zutaten, rühren Sie um, geben Sie alles auf einen Teller und servieren Sie.

Nährstoffe:

- Kalorien: 260
- Fett: 2 g
- Ballaststoffe: 8 g; Kohlehydrate: 17 g; Eiweiß: 11 g

Griechischer Hähnchensalat

Zubereitungs: 10 Minuten

Kochzeit: 0 Minuten

Portionen: 2

Zutaten:

- 1/4 Tasse Balsamico-Essig
- 1 Teelöffel frisch gepresster Zitronensaft
- 1/4 Tasse natives Olivenöl Extra
- 1/4 Teelöffel Salz
- 1/4 Teelöffel frisches schwarzes Pfefferpulver
- 2 Hühnerbrüste ohne Haut und Knochen
- 1/2 Tasse dünn geschnittene rote Zwiebel
- 10 halbierte Cherry Tomaten
- 8 entsteinte und halbierte Kalamata Oliven
- 2 Tassen grob gehackter Römersalat
- 1/2 Tasse Fetakäse

Zubereitung:

1. In einer mittelgroßen Schüssel den Essig und den Zitronensaft vermengen und gut umrühren. Langsam das Olivenöl einrühren

und kräftig weiterrühren, bis alles gut vermischt ist. Das Salz und den Pfeffer einrühren.

2. Geben Sie das Hühnchen, die Zwiebeln, Tomaten und Oliven hinzu und rühren sie um. Decken Sie alles ab und lassen Sie es mindestens 2 Stunden oder über Nacht ziehen.

3. Zum Servieren den Römersalat auf 2 Salatteller verteilen und jeweils die Hälfte der Hähnchen-Gemüse-Mischung darauf geben. Mit Feta-Käse bestreuen und sofort servieren

Nährstoffe:

- Kalorien: 260
- Fett: 2 g
- Ballaststoffe: 8 g
- Kohlehydrate: 17 g
- Eiweiß: 11 g

Pikanter Avocado-Aufstrich

Zubereitungszeit: 10 Minuten

Kochzeit: 0 Minuten

Portionen: 1 1/2 Tassen

Zutaten:

- 1 Avocado geschält und entkernt
- 1 Teelöffel frisch gepresster Zitronensaft
- 6 grätenlose Sardinenfilets
- 1/4 Tasse gewürfelte, süße, weiße Zwiebel
- 1 Stange gewürfelten Sellerie
- 1/2 Teelöffel Salz
- 1/4 Teelöffel frisches schwarzes Pfefferpulver

Zubereitung:

1. In einem Mixer oder einer Küchenmaschine die Avocado, den Zitronensaft und die Sardinenfilets vermischen und pulsieren, bis sie ziemlich glatt sind. Ein paar Brocken sind für die Textur in Ordnung.
2. Löffeln Sie die Mischung in eine kleine Schüssel und fügen Sie die Zwiebel, den Sellerie, das Salz und den Pfeffer hinzu. Mit einer Gabel gut mischen und nach Wunsch servieren.

Nährstoffe:

- Kalorien: 160
- Fett: 2.5 g
- Ballaststoffe: 9.3 g
- Kohlehydrate: 18 g
- Eiweiß: 13 g

Mit Käse gefüllten Tomate

Zubereitungszeit: 10 Minuten

Kochzeit: 45 Minuten

Portionen: 2 Tassen

Zutaten:

- 4 lange reife Tomaten
- 1 Esslöffel Natives Olivenöl
- 2 gehackte Knoblauchzehen
- 1/2 Tasse gewürfelte Speisezwiebel
- 1/2 Pfund weiße oder cremige Champignons
- 1 Esslöffel gehackter, frischer Basilikum
- 1 Esslöffel gehackter frischer Oregano
- 1/2 Teelöffel Salz
- 1/4 Teelöffel frisches schwarzes Pfefferpulver

- 1 Tasse geriebener teilentrahmter Mozzarella-Käse
- 1 Esslöffel geriebener Parmesankäse

Zubereitung:

1. Heizen Sie den Backofen auf 190° vor. Legen Sie eine Alufolie auf das Backblech.

2. Schneiden Sie von jeder Tomate unten eine Scheibe ab, damit sie aufrecht steht, ohne zu wackeln. Schneiden Sie eine 1/2-Zoll-Scheibe von der Oberseite jeder Tomate ab und verwenden Sie einen Löffel, um vorsichtig den größten Teil des Fruchtfleischs zu entfernen, und geben Sie es in eine mittlere Schüssel. Legen Sie die Tomaten auf das Backblech.

3. Erhitzen Sie das Olivenöl in einer mittelgroßen, schweren Pfanne bei mittlerer Hitze. Braten Sie den Knoblauch, die Zwiebel, die Pilze, das Basilikum und den Oregano 5 Minuten lang an und würzen Sie sie mit Salz und Pfeffer.

4. Geben Sie die Mischung in die Schüssel und vermengen Sie sie gut mit dem Tomatenfruchtfleisch. Den Mozzarella-Käse einrühren.

5. Füllen Sie die Tomaten mit der Füllung und backen Sie alles für 15-20 Minuten, bis der Käse Blasen wirft. Servieren Sie sofort.

Nährstoffe:

- Kalorien: 112
- Fett: 2.5 g
- Ballaststoffe: 9.3 g
- Kohlehydrate: 21 g
- Eiweiß: 13 g

Gebratene Gemüsesuppe

Zubereitungszeit: 10 Minuten

Kochzeit: 30 Minuten

Portionen: 6

Zutaten:

- 2 Süßkartoffeln, geschält und geschnitten
- 2 Pastinaken, geschält und in Scheiben geschnitten
- 2 Möhren, geschält und in Scheiben geschnitten
- 2 Esslöffel natives Olivenöl
- 1 Teelöffel gehackter frischer Rosmarin
- 1 Teelöffel frisch gehackter Thymian
- 1 Teelöffel Salz
- 1/2 Teelöffel frisches schwarzer Pfefferpulver
- 4 Tassen Gemüse- oder Hühnerbrühe
- Geriebener Parmesankäse zum Garnieren

Zubereitung:

1. Heizen Sie den Backofen auf 200° vor. Legen Sie Alufolie auf das Backblech.

2. Kombinieren Sie die Süßkartoffeln, Pastinaken und Karotten in einer großen Schüssel. Fügen Sie das Olivenöl hinzu und schwenken Sie sie, bis sie bedeckt sind. Fügen Sie Rosmarin, Thymian, Salz und Pfeffer hinzu und schwenken Sie alles gut durch.

3. Verteilen Sie das Gemüse auf dem Backblech und braten Sie es 30 bis 35 Minuten, bis es zart und an den Rändern braun ist. Das Backblech aus dem Ofen nehmen und abkühlen lassen, bis es gerade noch warm ist.

4. Geben Sie schubweise einen Teil des Gemüses und der Brühe in einen Mixer oder eine Küchenmaschine und pürieren Sie sie, bis

sie glatt sind. Gießen Sie pürierte Menge in einen großen Kochtopf.

5. Wenn alles Gemüse püriert worden ist, erhitzen Sie die Suppe auf mittlerer Stufe, bis sie ganz heiß ist. Geben Sie alles in Schüsseln mit Parmesankäse, wenn gewünscht.

Nährstoffe:

- Kalorien: 112
- Fett: 2.5 g
- Ballaststoffe: 9.3 g
- Kohlehydrate: 21 g
- Eiweiß: 13 g

Kapitel 3. Abendessen

Spargelsalat

Zubereitungszeit: 10 Minuten

Kochzeit: 15 Minuten

Portionen: 3

Zutaten:

- 10 Unzen Spargel
- 1 Esslöffel Olivenöl
- 1/2 Teelöffel weißer Pfeffer
- 4 Unzen zerbröckelter Fetakäse
- 1 Tasse geschnittener Salat
- 1 Esslöffel Raspöl
- 1 Teelöffel Apfelessig
- 1 gewürfelte Tomate

Zubereitungen:

1. Heizen Sie den Ofen auf 180° vor.
2. Spargel auf das Blech legen, mit Olivenöl und weißem Pfeffer beträufeln und in den vorgeheizten Ofen schieben. 15 Minuten garen.
3. In der Zwischenzeit geben Sie den zerbröckelten Feta in die Salatschüssel.
4. Geben Sie den zerschnittenen Salat und die gewürfelten Tomaten hinzu.
5. Beträufeln Sie die Zutaten mit dem Apfelessig.
6. Lassen Sie den gekochten Spargel auf Raumtemperatur abkühlen und geben Sie den Spargel in den Salat.
7. Schütteln Sie den Salat vorsichtig, ehe Sie ihn servieren.

Nährstoffe:

Kalorien: 207

- Fett: 17.6 g
- Ballaststoffe: 2.4 g
- Kohlehydrate: 6.8 g
- Eiweiß: 7.8 g

Blumenkohl Tabbouleh

Zubereitungszeit: 10 Minuten

Kochzeit: 4 Minuten

Portionen: 4

Zutaten:

- 1Pfund Blumenkohlkopf
- 1 geschnittene Gurke
- 2 Esslöffel Zitronensaft
- 2 Esslöffel Olivenöl
- 1/2 Tasse frische Petersilie
- 1 gewürfelte Knoblauchzehe
- 1 geschnittene Frühlingszwiebel
- 1 Teelöffel Minze

Zubereitungen:

1. Putzen und hacken Sie den Blumenkohlkopf. Geben Sie alles in den Mixer und zerkleinern Sie es, bis Sie Blumenkohlreis erhalten.
2. Geben Sie den Blumenkohlreis in eine Schüssel. Geben Sie Zitronensaft hinzu und die geschnittene Frühlingszwiebel. Vermischen Sie alles.
3. Stellen Sie es für 4 Minuten in die Mikrowelle.

4. In der Zwischenzeit vermischen Sie Olivenöl, Petersilie und den gewürfelten Knoblauch.
5. Gekochten Blumenkohlreis mit der Petersilienmischung vermengen. Minze und gehackte Gurken hinzufügen.
6. Alles vermischen und auf einem Teller anrichten.

Nährstoffe:

- Kalorien: 108
- Fett: 7.3 g
- Ballaststoffe: 3.7 g
- Kohlehydrate: 10.2 g
- Eiweiß: 3.2 g

Gefüllte Artischocke

Zubereitungszeit: 10 Minuten

Kochzeit: 15 Minuten

Portionen: 4

Zutaten:

- 2 Artischocken
- 4 Esslöffel geriebener Parmesan
- 2 Teelöffel Mandelmehl
- 1 Teelöffel gehackter Knoblauch
- 3 Esslöffel Sour Creme
- 1 Teelöffel Avocado Öl
- 1 Tasse Wasser zum Kochen

Zubereitung:

1. Füllen Sie Wasser in eine Pfanne und lassen Sie es kochen.
2. Wenn das Wasser kocht, geben Sie die Artischocken hinzu und kochen Sie alles für 5 Minuten.
3. Entsaften Sie die Artischocken und schneiden Sie sie.

4. Entfernen Sie die Artischockenherzen.
5. Heizen Sie den Ofen auf 180° vor.
6. Mischen Sie Mandelmehl, geriebenen Parmesan, gehackten Knoblauch, saure Sahne und Avocadoöl zusammen.
7. Füllen Sie die Artischocken mit der Käsemischung und legen Sie sie auf das Backblech.
8. Kochen Sie das Gemüse für 10 Minuten.
9. Dann schneiden Sie jede Artischocke in zwei Hälften und richten Sie sie auf den Tellern an.

Nährstoffe:

- Kalorien: 162
- Fett: 10.7 g
- Ballaststoffe: 5.9 g
- Kohlehydrate: 12.4 g
- Eiweiß: 8.2 g

Rindfleisch Salpicao

Zubereitungszeit: 10 Minuten

Kochzeit: 18 Minuten

Portionen: 2

Zutaten:

- 1 Pfund Rib Eye, knochenlos
- 2 geschälte, gewürfelte Knoblauchzehen
- 2 Esslöffel Butter
- 1 Esslöffel Sour Creme
- 1/2 Teelöffel Salz
- 1/2 Teelöffel Chilipfeffer
- 1 Esslöffel Zitronensaft

Zubereitung:

1. Schneiden Sie das Rib Eye in Streifen.
2. Bestreuen Sie das Fleisch mit Salz, Chilipfeffer und Zitronensaft.
3. Geben Sie Butter in die Pfanne. Geben Sie den Knoblauch hinzu und rösten Sie alles für 2 Minuten bei mittlerer Hitze.
4. Dann geben Sie die Fleischstreifen hinein und rösten sie bei hoher Hitze für 2 Minuten von beiden Seiten.
5. Geben Sie Sour Crème hinzu und schließen Sie den Decken. Kochen Sie alles für 10 Minuten bei mittlerer Hitze. Rühren Sie von Zeit zu Zeit um.
6. Richten Sie das Salpicao Rindfleisch auf Tellern an und servieren Sie.

Nährstoffe:

- Kalorien: 641
- Fett: 52.8 g
- Ballaststoffe: 0.1 g
- Kohlehydrate: 1.9 g; Eiweiß: 42.5

Feigen-Schinken-Pita-Brot-Pizza

Zubereitungszeit: 5 Minuten

Kochzeit: 20 Minuten

Portionen: 6

Zutaten:

- 4 Pitabrote
- 8 geviertelte Feigen
- 8 Scheiben Prosciutto
- 8 Unzen zerkrümelter Mozarella

Zubereitung:

1. Geben Sie das Pizzabrot auf ein Backblech.
2. Bestreuen Sie alles mit zerkrümeltem Käse, der Feigen und dem Prosciutto.
3. Backen Sie alles bei 180° für 8 Minuten.
4. Servieren Sie die Pizza sofort.

Nährstoffe:

- Kalorien: 445
- Fett: 13.7 g
- Kohlehydrate: 41.5 g
- Eiweiß: 39.0 g

Spaghetti in Muschelsoße

Zubereitungszeit: 5 Minuten

Zubereitungszeit: 45 Minuten

Portionen: 4

Zutaten:

- 8 Unzen Spaghetti
- 2 Esslöffel Olivenöl
- 2 gehackte Knoblauchzehen
- 2 geschälte und gewürfelte Tomaten
- 1 Tasse halbierte Cherry Tomaten
- 1 Pfund frische Muscheln, gesäubert und ausgespült
- 2 Esslöffel weißer Wein
- 1 Teelöffel Sherry Essig

Zubereitung:

1. Erhitzen Sie das Öl und geben Sie den Knoblauch hinzu. Kochen Sie, bis alles duftet, dann geben Sie die Tomaten, den Wein und

den Essig hinzu. Lassen Sie es kochen und rühren Sie die Muscheln und lassen Sie alles für 10 weitere Minuten kochen.

2. Kochen Sie Wasser mit einer Prise Salz und geben Sie die Spagetti hinzu. Kochen Sie für 8 Minuten, bis alles al dente ist. Gut abgießen und mit der Muschelsoße vermischen.

3. Servieren Sie das Gericht sofort.

Nährstoff:

- Kalorien: 305
- Fett: 8.8 g
- Kohlehydrate: 48.3 g
- Eiweiß: 8.1 g

Cremiges Fisch Gratin

Zubereitung: 5 Minuten

Kochzeit: 1 Stunde

Portionen: 6

Zutaten:

- 1 Tasse Schlagsahne
- 2 gewürfelte Lachsfilet
- 2 gewürfelte Kabeljaufilets
- 2 gewürfelte Seebarschfilets
- 1 geschnittene Selleriestange
- Salz und Pfeffer zum Würzen
- 1/2 Tasse geriebener Parmesan
- 1/2 Tasse gekrümelter Fetakäse

Zubereitung:

1. Kombinieren Sie die Schlagsahne mit den Fischfilets und der Sellerie in einem tiefen Backblech.

2. Würzen Sie mit Salz und Pfeffer, dann bestreuen Sie alles mit Parmesan und Fetakäse.
3. Lassen Sie alles für 20 Minuten im Ofen backen.
4. Servieren Sie das Gratin sofort.

Nährstoffe:

- Kalorien: 300
- Fett: 16.1 g
- Kohlehydrate: 1.3
- Eiweiß: 36.9 g

Brokkoli Pesto Spaghetti

Zubereitungszeit: 5 Minuten

Kochzeit: 35 Minuten

Portionen: 4

Zutaten:

- 8 Unzen Spaghetti
- 1 Pfund Brokkoli in Röschen geschnitten
- 2 Esslöffel Olivenöl
- 4 gehackte Knoblauchzehen
- 4 Basilikumblätter
- 2 Esslöffel blanchierter Mandeln
- 1 ausgepresste Zitrone
- Salz und Pfeffer zum Würzen

Zubereitung:

1. Für das Pesto geben Sie den Brokkoli, Öl, Knoblauch, Basilikum, Zitronensaft und Mandeln in einen Mixer und mixen alles, bis es eine glatte Mischung ist.
2. Kochen Sie die Nudeln für 8 Minuten im Salzwasser oder bis sie al dente sind. Alles gut abtropfen.

3. Vermischen Sie die warmen Spaghetti mit dem Brokkoli Pesto und servieren Sie sofort.

Nährstoffe:

- Kalorien: 284
- Fett: 10.2 g
- Kohlehydrate: 40.2 g
- Eiweiß: 10.4 g

Spaghetti all 'Olio

Zubereitungszeit: 5 Minuten

Kochzeit: 30 Minuten

Portionen: 4

Zutaten:

- 8 Unzen Spaghetti
- 3 Esslöffel Olivenöl
- 4 gehackte Knoblauchzehen
- 2 geschnittene Peperoni
- 1 Esslöffel Zitronensaft
- Salz und Pfeffer zum Würzen
- 1/2 Tasse geriebener Parmesankäse

Zubereitung:

1. Erhitzen Sie das Öl und geben Sie den Knoblauch hinein. Lassen Sie es köcheln und geben Sie die Peperoni hinein und kochen Sie es für 1 Minute bei geringer Hitze, vergewissern Sie sich, es nur durchziehen zu lassen und sie nicht zu kochen oder zu frittieren.

2. Geben Sie den Zitronensaft hinzu und drehen Sie die Hitze herunter.

3. Kochen Sie die Nudeln in Salzwasser für 8 Minuten oder wie auf der Packung angegeben, bis sie al dente sind.

4. Gießen Sie das Nudelwasser ab und vermischen Sie die Nudeln mit dem Knoblauch und dem Pfefferöl.
5. Sofort servieren.

Nährstoffe:

- Kalorien: 268
- Fett: 11.9 g
- Kohlehydrate: 34.1 g
- Eiweiß: 7.1 g

Schnelle Tomaten Spaghetti

Zubereitungszeit: 5 Minuten

Kochzeit: 15 Minuten

Portionen: 4

Zutaten:

- 8 Unzen Spaghetti
- 3 Esslöffel Olivenöl
- 4 geschnittene Knoblauchzehen
- 1 geschnittene Peperoni
- 2 Tassen Cherry Tomaten
- Salz und Pfeffer zum Würzen
- 1 Teelöffel Balsamico-Essig
- 1/2 Tasse geriebenen Parmesan

Zubereitung:

1. Erhitzen Sie einen großen Topf Wasser auf mittlerer Stufe. Fügen Sie eine Prise Salz hinzu und erhitzen Sie alles, dann geben Sie die Nudeln hinzu.
2. Kochen Sie alles, bis es al dente ist.

3. Während die Nudeln kochen, erhitzen Sie Öl in einer Pfanne und geben Sie den Knoblauch und die Peperoni hinzu, dann fügen Sie noch die Tomaten hinzu, so wie Salz und Pfeffer.
4. Kochen Sie alles für 5-7 Minuten, bis die Tomatenhaut reißt.
5. Geben Sie den Essig hinzu und nehmen Sie den Topf vom Herd.
6. Geben Sie die Nudeln auf einen Teller und vermischen Sie sie mit der Tomatensoße. Streuen Sie den Käse darüber und servieren Sie sofort.

Nährstoffe:

- Kalorien: 298
- Fett: 13.5 g; Kohlenhydrate: 36.0 g; Eiweiß: 9.7 g

Cremige Hühnersuppe

Zubereitungszeit: 10 Minuten

Kochzeit: 1 Stunde

Portionen: 8

Zutaten:

- 2 Tassen gewürfelte Aubergine
- Salz und Pfeffer zum Würzen
- 1/4 Tasse Olivenöl
- 1 gehackte Speisezwiebel
- 2 Esslöffel kleingeschnittener Knoblauch
- 1 gehackte rote Paprika
- 2 Esslöffel scharfe Paprika
- 1/4 Tasse gehackte Petersilie
- 1 1/2 Esslöffel gehackter Oregano
- 4 Tassen Hühnerbrühe
- 1 Pfund Hühnerbrüste, hautlos, knochenlos und gewürfelt
- 1 ½ Tasse

- 2 Eigelb
- 1/4 Tasse Zitronensaft

Zubereitungen:

1. Erhitzen Sie den Topf mit Öl bei mittlerer Hitze, geben Sie das Hühnchen, den Knoblauch und die Zwiebel hinzu und rösten Sie alles für 10 Minuten.
2. Geben Sie die Paprika hinzu und vermischen Sie sie mit dem Rest der Zutaten, außer der Hälfte des Eigelbs und des Zitronensafts, bringen Sie alles zum köcheln und lassen Sie es bei mittlerer Hitze für 40 Minuten kochen.
3. Vermischen Sie das Eigelb mit den übrigen Zutaten mit 1 Tasse Suppe, rühren Sie gut um und gießen Sie alles in den Topf.
4. Rühren Sie die Suppe um, lassen Sie sie weitere 5 Minuten kochen, geben Sie alles in die Schüsseln und servieren Sie.

Nährstoffe:

- Kalorien: 312
- Fett: 17.4 g
- Ballaststoffe: 5.6 g
- Kohlehydrate: 20.2 g
- Eiweiß: 15.3 g

Chili Oregano gebackener Käse

Zubereitungszeit: 5 Minuten

Kochzeit: 35 Minuten

Portionen: 4

Zutaten:

- 8 Unzen Fetakäse
- 4 Unzen zerkleinerter Mozzarella

- 1 geschnittene Chilischote
- 1 Teelöffel getrockneter Oregano
- 2 Esslöffel Olivenöl

Zubereitungen:

1. Geben Sie den Fetakäse auf ein kleines, tiefes Backblech.
2. Geben Sie Mozzarella darauf, dann würzen Sie alles mit der Chili und dem Oregano.
3. Decken Sie das Backblech mit einer Aluminiumfolie ab und backen Sie alles im vorgeheizten Ofen.
4. Sofort servieren.

Nährstoffe:

- Kalorien: 292
- Fett: 24.2 g
- Kohlehydrate: 3.7 g; Eiweiß: 16.2 g

Kapitel 4. Reis und Körner

Hoppin' John Reis mit Bohnen

Zubereitungszeit: 20 Minuten

Kochzeit: 15 Minuten

Portionen: 6

Zutaten:

- 1 Pfund getrocknete rote Bohnen
- 1 Esslöffel vegetarisches Öl
- 12 Gramm gewürfelte Andouille Würstchen
- 1 Tasse fein geschnittene Zwiebel
- 3/4 Tasse gehackten Sellerie
- 3/4 Tasse Poblano Pfeffer
- 4 geschnittene Knoblauchzehen
- 2 Pint Hühnerbrühe oder mehr wenn nötig
- 1 geräucherte Schinkenkeule
- 2 Lorbeerblätter
- 1 Teelöffel getrockneter Thymian
- 1/2 Teelöffel Chayenne Pfeffer
- 1 Teelöffel frisches schwarzes Pfefferpulver
- 2 Esslöffel geschnittene grüne Zwiebel
- 4 Tassen gekochten weißen Reis

Zubereitung:

1. Geben Sie die Bohnen in ein großes Gefäß und bedecken Sie sie mit ein paar Zentimeter kaltem Wasser. Lassen Sie alles über Nacht einweichen. Abtropfen und ausspülen.

2. Erhitzen Sie das Öl und braten Sie die Wurst im heißen Öl unter Rühren 5 bis 7 Minuten an. Zwiebel, Sellerie und Poblano-Paprika einrühren; kochen und rühren, bis das Gemüse weich wird und anfängt, durchsichtig zu werden, 5 bis 10 Minuten. Den Knoblauch zur Wurstmischung geben; kochen und rühren, bis es duftet, etwa 1 Minute.

3. Braune Bohnen, Hühnerbrühe, Schinkenschenkel, Lorbeerblatt, schwarzen Pfeffer, Thymian, Cayennepfeffer in die Wurstmischung einrühren; zum Kochen bringen, die Hitze reduzieren und gelegentlich umrühren, eineinhalb Stunden lang.

4. Mit Salz würzen und köcheln lassen, bis die Bohnen und das Fleisch weich ist und die gewünschte Konsistenz erreicht ist, weitere 1 1/2 bis 2 Stunden. Mit Salz würzen.

5. Geben Sie den Reis in Schüsseln und geben Sie die rote Bohnen Mischung auf den Reis und garnieren Sie alles mit grünen Zwiebeln.

Nährstoffe:

- Kalorien: 542
- Fett: 25 g
- Kohlehydrate: 36 g
- Eiweiß: 8.6 g

Cremiges Hühnchen und Wildreissuppe

Zubereitungszeit: 10 Minuten

Kochzeit: 15 Minuten

Portionen: 8

Zutaten:

- 2 Tassen Wasser
- 4 Tassen Hühnerbrühe

- 2 knochenlos Hühnerfilets gekocht und fein geschnitten
- 1 Packung Langkorn-Schnellkochreis mit Gewürzpackung
- 1/2 Teelöffel Salz
- 1/2 Teelöffel schwarzes Pfefferpulver
- 3/4 Tasse Vollkornmehl
- 1/2 Tasse Butter
- 2 Tasse Schlagsahne

Zubereitung:

1. Geben Sie Brühe, Wasser und das Hühnchen in einem großen Topf bei mittlerer Hitze zum Kochen. Geben Sie den Reis hinein und bewahren Sie das Gewürzpaket auf. Decken Sie den Topf zu und nehmen ihn vom Herd.

2. Salz, Pfeffer und Mehl mischen. Lösen Sie die Butter auf. Den Inhalt des Kräuterbeutels rühren, bis die Mischung Blasen wirft. Reduzieren Sie die Hitze und fügen Sie die Mehlmischung esslöffelweise hinzu, um eine Mehlschwitze zu bilden. Die Sahne nach und nach unterrühren, bis sie vollständig aufgesogen und glatt ist. Backen, bis alles dickflüssig ist, 5 Minuten.

3. Geben Sie die Crememischung in die Brühe und zum Reis. Kochen Sie alles bei mittlerer Hitze für 10 bis 15 Minuten.

Nährstoffe:

- Kalorien: 426
- Fett: 35 g
- Kohlehydrate: 41 g
- Eiweiß: 8.6 g

Möhrenreis

Zubereitungszeit: 5 Minuten
Kochzeit: 15 Minuten

Portionen: 6

Zutaten:

- 2 Tassen Wasser
- 1 Würfel Hühnerbrühe
- 1 geschnittene Möhren
- 1 Tasse ungekochten Langkornreis

Zubereitung:

1. Kochen Sie das Wasser und geben Sie die Brühwürfel hinein und warten Sie, bis die sich auflösen.
2. Geben Sie die Möhren hinein und den Reis und bringen Sie alles erneut zum Kochen.
3. Verringern Sie die Hitze, decken Sie alles ab und lassen Sie für 20 Minuten köcheln.
4. Nehmen Sie den Topf vom Herd und lassen Sie ihn noch 5 Minuten zugedeckt.

Nährstoffe:

- Kalorien: 125
- Fett: 41 g
- Kohlehydrate: 32 g
- Eiweiß: 16 g

Reis Soße

Zubereitungszeit: 5 Minuten

Koczeit: 15 Minuten

Portionen: 6

Zutaten:

- 3 Tassen gekochter Reis
- 1 1/4 Tasse geriebener Monterey Jack Käse, geteilt
- 1 Tasse Mais aus der Dose oder gefrorenen

- 1/2 Tasse Milch
- 1/3 Tasse Sour Creme
- 1/2 geschnittene grüne Zwiebeln

Zubereitung:

1. Heizen Sie den Ofen vor.
2. Kombinieren Sie den Reis, eine Tasse Käse, Mais, Milch, Sour Crème und die grünen Zwiebeln in eine mittelgroße Schüssel. Geben Sie alles in eine 1 Liter Auflaufform und streuen Sie den Rest Käse darüber.
3. Backen Sie alles bis der Käse flüssig und das Gericht heiß ist.

Nährstoffe:

- Kalorien: 110
- Fett: 32 g
- Kohlehydrate: 54 g
- Eiweiß: 12 g

Brauner Reis

Zubereitungszeit: 5 Minuten

Kochzeit: 15 Minuten

Portionen: 4

Zutaten:

- 1 1/2 Tassen weißer Reis
- 1 Rinderbrühe
- 1 kondensierte Zwiebelsuppe
- 1/4 Tasse geschmolzene Butter
- 1 Esslöffel Worcestershire Soße
- 1 Esslöffel getrocknete Basilikumblätter

Zubereitung:

1. Im Ofen vorheizen.

2. In einer 2-Viertel-Auflaufform Reis, Brühe, Suppe, Butter, Worcestershire-Sauce und Basilikum kombinieren.

3. 1 Stunde lang zubereiten, nach 30 Minuten umrühren.

Nährstoffe:

- Kalorien: 425
- Fett: 33 g
- Kohlehydrate: 21 g
- Eiweiß: 12 g

Reis Lasagne

Zubereitungszeit: 20 Minuten

Kochzeit: 15 Minuten

Portionen: 8

Zutaten:

- 1 Pfund Hackfleisch
- Spaghettisoße
- 3 Tassen gekochter Reis, abgekühlt
- 1/2 Teelöffel Knoblauchpulver
- 2 Eier
- 3/4 Tasse geriebener Parmesankäse
- 2 1/4 Tasse geriebener Mozzarella Käse
- 2 Tassen Hüttenkäse

Zubereitung:

1. Heizen Sie den Ofen auf 190° C vor.

2. Braten Sie das Fleisch in einer heißen Pfanne unter Rühren, bis es goldbraun und krümelig ist, 5 bis 7 Minuten; lassen Sie das Fett abtropfen und entsorgen Sie es. Die Spaghettisoße und das Knoblauchpulver hinzufügen.

3. Mischen den Reis, Eier und ¼ Tasse Parmesankäse in einer Schüssel. Vermischen Sie 2 Tassen Mozzarella, Hüttenkäse und ¼ Tasse Parmesankäse in einer weiteren Schüssel.
4. Geben Sie die Hälfte der Reismischung in eine 3 Liter Auflaufform zusammen mit der Käsemischung und der Hälfte der Fleischsoße. Wiederholen Sie die Schichten. Bestreuen Sie alles mit ¼ Tasse Parmesankäse und ¼ Tasse Mozzarella auf der letzten Schicht der Fleischsoße.
5. Backen Sie alles 20 bis 25 Minuten, bis der Käse zerlaufen ist und die Soße blubbert.

Nährstoffe:

- Kalorien: 461
- Fett: 31 g
- Kohlehydrate: 11 g
- Eiweiß: 13 g

Reismilch

Zubereitungszeit: 5 Minuten

Kochzeit: 15 Minuten

Portionen: 4

Zutaten:

- 4 Tassen kaltes Wasser
- 1 Tasse gekochten Reis
- 1 Teelöffel Vanille Extrakt (optional)

Zubereitung:

1. Vermischen Sie Wasser, gekochten Reis und das Vanille Extrakt in einem Mixer. Mischen Sie bis alles glatt ist, ungefähr 3 Minuten.
2. Abkühlen lassen ehe Sie servieren.

Nährstoffe:

- Kalorien: 54
- Fett: 32 g
- Kohlenhydrate: 21 g
- Eiweiß: 26 g

Frühstückssalat aus Körner und Obst

Zubereitungszeit: 5 Minuten

Kochzeit: 20 Minuten

Portionen: 6

Zutaten:

- 1/4 Teelöffel Salz
- 3/4 Tasse Bulgur
- 3/4 Tasse schnellkochender brauner Reis
- 1 8-oz Vanille Joghurt mit geringerem Fettgehalt
- 1 Tasse Rosinen
- 1 Granny Smith Apfel
- 1 Orange
- 1 roter leckerer Apfel
- 3 Tassen Wasser

Zubereitung:

1. Auf hoher Flamme einen großen Topf aufsetzen und Wasser zum Kochen bringen.
2. Bulgur und Reis hinzufügen. Die Hitze auf ein Köcheln reduzieren und zehn Minuten zugedeckt kochen.
3. Machen Sie den Herd aus und stellen Sie alles für 2 Minuten zur Seite während es abgedeckt ist.

4. Körner zum Abkühlen auf ein Backblech geben und gleichmäßig verteilen.

5. In der Zwischenzeit Orangen schälen und in Scheiben schneiden. Äpfel würfeln und entkernen.

6. Sobald die Körner abgekühlt sind, zusammen mit den Früchten in eine große Servierschüssel geben.

7. Joghurt hinzufügen und gut verrühren, um ihn zu überziehen.

8. Servieren und genießen.

Nährstoffe:

- Kalorien: 48.6
- Kohlehydrate: 23.9 g
- Eiweiß: 3.7 g
- Fett: 1.1 g

Bucatini nach Puttanesca-Art

Zubereitungszeit: 5 Minuten

Kochzeit: 40 Minuten

Portionen: 4

Zutaten:

- 1 Esslöffel abgetropfte Kapern
- 1 Teelöffel grob gehackter frischer Oregano
- 1 Teelöffel fein gehackter Knoblauch
- 1/8 Teelöffel Salz
- 12-oz Bucatini Pasta
- 2 Tassen grob gehackte ganze geschälte Tomaten aus der Dose ohne Salzzusatz mit ihrem Saft
- 3 Esslöffel natives Olivenöl, geteilt
- 4 gewürfelte Sardellenfilets

- 8 schwarze Kalamata-Oliven, entkernt und in Scheiben geschnitten

Zubereitung:

1. Bucatini-Nudeln nach Packungsanweisung kochen. Abgießen, warm halten und beiseitestellen.
2. Stellen Sie einen großen Topf mit Antihaftbeschichtung bei mittlerer Hitze und erhitzen Sie 2 Esslöffel Öl.
3. Braten Sie die Sardellen im Fett an, bis sie beginnen auseinanderzufallen.
4. Geben Sie Knoblauch hinzu und braten Sie dieses für 15 Sekunden an.
5. Geben Sie Tomatensoße hinzu, lassen Sie alles für 15 bis 20 Minuten anbraten oder solange bis es nicht mehr wässrig ist. Würzen Sie alles mit 1/8 Teelöffel Salz.
6. Geben Sie Oregano, Kapern und Oliven hinzu.
7. Geben Sie die Nudeln hinzu und braten Sie alles an, bis es durch ist.
8. Beträufeln Sie die Nudeln mit dem Rest Olivenöl und genießen Sie.

Nährstoffe:

- Kalorien: 207.4
- Kohlehydrate: 31 g
- Eiweiß: 5.1 g; Fett: 7 g

Kapitel 5. Salat

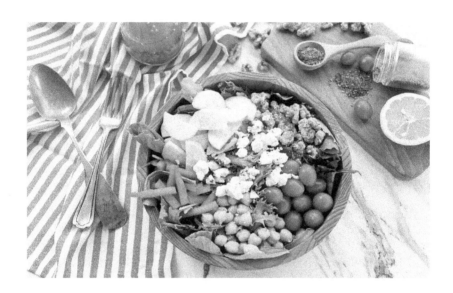

Cremig-kühler Salat

Vorbereitungszeit: 10 Minuten

Kochzeit: 25 Minuten

Portionen: 4

Zutaten:

- 1/2 Tasse griechischer Joghurt
- 2 Esslöffel geschnittener Dill
- 1 Teelöffel Zitronensaft
- 4 gewürfelte Gurken
- 2 geschnittene Knoblauchzehen
- Salz und Pfeffer zum Würzen

Zubereitung:

1. Alle Zutaten in eine Salatschüssel vermischen.
2. Würzen Sie mit Salz und Pfeffer je nach Ihrem Geschmack.

Nährstoffe:

- Kalorien: 115
- Fett: 9 g
- Ballaststoffe: 10 g
- Kohlehydrate: 21 g
- Eiweiß: 9 g

Gegrillter Lachs Sommersalat

Zubereitungszeit: 10 Minuten

Kochzeit: 30 Minuten

Portionen: 4

Zubereitung:

- 2 Lachsfilets
- Salz und Pfeffer zum Würzen
- 2 Tassen Gemüsebrühe
- 1/2 Tassen Bulgur
- 1 Tasse halbierte Cherry Tomaten
- 1/2 Tasse Süßmais
- Saft 1 Zitrone
- 1/2 Tasse geschnittene grüne Oliven
- 1 gewürfelte Gurke
- 1 grüne geschnittene Zwiebel
- 1 geschnittene rote Chili
- 1 rote Paprika, entkernt und gewürfelt

Zubereitung:

1. Erhitzen Sie eine Grillpfanne auf mittlerer Stufe und geben Sie den Lachs hinein, würzen Sie mit Salz und Pfeffer. Grillen Sie den Lachs auf beiden Seiten bis er braun ist und stellen Sie ihn zur Seite.

2. Brühe in einem Topf erhitzen, bis sie heiß ist, dann Bulgur hinzugeben und kochen, bis die Flüssigkeit vollständig in den Bulgur eingedrungen ist.
3. Mischen Sie Lachs, Bulgur und alle anderen Zutaten in einer Salatschüssel, und fügen Sie je nach Geschmack nochmals Salz und Pfeffer hinzu.
4. Servieren Sie den Salat sobald fertig ist.

Nährstoffe:

- Kalorien: 110
- Fett: 13 g
- Ballaststoffe: 7 g
- Kohlehydrate: 13 g
- Eiweiß: 18 g

Brokkoli Salat mit karamelisierten Zwiebeln

Zubereitungszeit: 10 Minuten

Kochzeit: 25 Minuten

Portionen: 4

Zutaten:

- 3 Esslöffel natives Olivenöl
- 2 geschälte rote Zwiebeln
- 1 Teelöffel getrockneter Thymian
- 2Esslöffel Balsamico-Essig
- 1 Pfund Brokkoli in Röschengeschnitten
- Salz und Pfeffer zum Würzen

Zubereitung:

1. Erhitzen Sie das Öl und geben Sie die geschnittenen Zwiebeln hinein. Kochen, bis die Zwiebeln karamellisiert sind. Essig und Thymian einrühren und dann vom Herd nehmen

2. Mischen Sie den Brokkoli und die Zwiebelmischung in einer Schüssel und fügen Sie nach Wunsch Salz und Pfeffer hinzu. Servieren und essen Sie den Salat so schnell wie möglich.

Nährstoffe:

- Kalorien: 113
- Fett: 9 g
- Ballaststoffe: 8 g
- Kohlehydrate: 13 g
- Eiweiß: 18 g

Gemischter Salat mit gebackenem Blumenkohl

Zubereitungszeit: 10 Minuten

Kochzeit: 30 Minuten

Portionen: 4

Zutaten:

- 2 Esslöffel natives Oliveöl
- 1 Teelöffel getrocknete Minze
- 1 Teelöffel getrockneter Oregano
- 2 Esslöffel geschnittene Petersilie
- 1 rote, geschnittene Paprika
- Saft 1 Zitrone
- 1 geschnittene grüne Zwiebel
- 2 Esslöffel geschnittener Koriander
- Salz und Pfeffer zum Würzen

Zubereitung:

1. Heizen Sie den Backofen auf 185°C vor.
2. Kombinieren Sie in einer tiefen Backform Olivenöl, Minze, Blumenkohl und Oregano und backen Sie 15 Minuten lang.

3. Sobald alles gekocht ist, in eine Salatschüssel geben und die restlichen Zutaten unter Rühren hinzufügen.
4. Den Salat auf einem Teller anrichten und frisch und warm essen.

Nährstoffe:

- Kalorien: 123
- Fett: 13 g
- Ballaststoffe: 9 g
- Kohlehydrate: 10 g
- Eiweiß: 12.5 g

Schneller Rucola Salat

Zubereitungszeit: 10 Minuten

Kochzeit: 30 Minuten

Portionen: 4

Zutaten:

- 6 geröstete, geschnittene Paprika
- 2 Esslöffel Pinienkerne
- 2 Teelöffel getrocknete Rosinen
- 1 geschnittene rote Zwiebel
- 3 Tassen Rucola
- 2 Esslöffel Balsamico-Essig
- 4 Unzen zerkrümelter Fetakäse
- 2 Esslöffel natives Olivenöl
- 4 Unzen zerkrümelter Fetakäse
- Salz und Pfeffer zum Würzen

Zubereitung:

1. Geben Sie Essig, Olivenöl, Pinienkerne, Rosinen, Paprika und Zwiebeln in eine Schüssel.

2. Geben Sie Rucola und Fetakäse in den Mix und servieren Sie.

Nährstoffe:

- Kalorien: 123
- Fett: 13 g
- Ballaststoffe: 9 g
- Kohlehydrate: 10 g
- Eiweiß: 12 g

Paprika- und Tomatensalat

Zubereitungszeit: 10 Minuten

Kochzeit: 15 Minuten

Portionen: 4

Zutaten:

- 8 geröstete rote Paprika
- 2 Esslöffel natives Olivenöl
- 1 Prise Chiliflocken
- 4 geschnittene Knoblauchzehen
- 2 Esslöffel Pinienkerne
- 1 geschälte Schalotte
- 1 Tasse halbierte Cherry Tomaten
- 2 Esslöffel geschnittene Petersilie
- 1 Esslöffel Balsamico-Essig
- Salz und Pfeffer zum Würzen

Zubereitung:

1. Mischen Sie alle Zutaten außer Salz und Pfeffer in einer Salatschüssel.
2. Würzen Sie mit Salz und Pfeffer, wenn Sie möchten, je nach Geschmack.
3. Sofort frisch zubereitet essen.

Nährstoffe:

- Kalorien: 112
- Fett: 11 g
- Ballaststoffe: 8 g
- Kohlehydrate: 10 g
- Eiweiß: 12 g

Spinat Salat Bowl

Zubereitungszeit: 10 Minuten

Kochzeit: 20 Minuten

Portionen: 4

Zutaten:

- 2 rote Beeten, gekocht und gewürfelt
- 1 Esslöffel Apfel-Essig
- 3 Tassen Babyspinat
- 1/4 Tasse griechischer Joghurt
- 1 Esslöffel Meerrettich
- Salz und Pfeffer zum Würzen

Zubereitungen:

1. Mischen Sie Rote Bete und Spinat in einer Salatschüssel.
2. Joghurt, Meerrettich und Essig hinzugeben. Sie können auch Salz und Pfeffer hinzufügen, wenn Sie möchten.
3. Servieren Sie den Salat, sobald er gemischt ist.

Nährstoffe:

- Kalorien: 112
- Fett: 11 g
- Ballaststoffe: 8 g
- Kohlehydrate: 10 g; Eiweiß: 12 g

Salat mit Oliven und roten Bohnen

Zubereitungszeit: 10 Minuten

Kochzeit: 20 Minuten

Portionen: 4

Zutaten:

- 2 geschnittene rote Zwiebeln
- 2 gehackte Knoblauchzehen
- 2 Esslöffel Balsamico-Essig
- 1/4 Tassen grüne, geschälte Oliven
- Salz und Pfeffer zum Würzen
- 2 Tassen gemischtes Blattgemüse
- 1 Dose rote Bohnen, abgetropft
- 1 Prise Chiliflocken
- 2 Esslöffel natives Olivenöl
- 2 Esslöffel geschnittene Petersilie

Zubereitung:

1. Vermischen Sie alle Zutaten in einer Salatschüssel.
2. Würzen Sie mit Salz und Pfeffer und servieren Sie.

Nährstoffe:

- Kalorien: 112
- Fett: 11 g
- Ballaststoffe: 8 g
- Kohlehydrate: 10 g
- Eiweiß: 12 g

Frischer und leichter Krautsalat

Zubereitungszeit: 10 minuten

Kochzeit: 25 Minuten

Portionen: 4

Zubereitung:

- 1 Esslöffel geschnittene Minze
- 1/2 Teelöffel Korianderpulver
- 1 zerkleinerter Wirsingkohl
- 1/2 Tasse griechischer Joghurt
- 1/4 Teelöffel Kreuzkümmelsamen
- 2 Esslöffel natives Olivenöl
- 1 geriebene Möhre
- 1 rote, geschnittene Zwiebel
- 1 Teelöffel Honig
- 1 Teelöffel Zitronenschale
- 2 Esslöffel Zitronensaft
- Salz und Pfeffer zum Würzen

Zubereitung:

1. Mischen Sie alle Zutaten in einer Salatschüssel.
2. Sie können Salz und Pfeffer nach Ihrem Geschmack hinzufügen und dann erneut mischen.
3. Dieser Salat schmeckt am besten, wenn er kühl und frisch zubereitet ist.

Nährstoffe:

- Kalorien: 112
- Fett: 11 g
- Ballaststoffe: 8 g
- Kohlehydrate: 10 g
- Eiweiß: 12 g

Gemüsebeet Salat

Zubereitungszeit: 10 Minuten
Kochzeit: 30 Minuten

Portionen: 6

Zutaten:

- 1 Bund Blumenkohl in Röschen geschnitten
- 1 geschnittene Zucchini
- 1 Süßkartoffel, geschält und gewürfelt
- 1/2 Pfund Babymöhren
- Salz und Pfeffer zum Würzen
- 1 Teelöffel getrockneter Basilikum
- 2 geschälte rote Zwiebel
- 2 gewürfelte Auberginen
- 1 geschnitene Endivie
- 3 Esslöffel natives Olivenöl
- 1 Saft 1 Zitrone
- 1 Esslöffel Balsamico-Essig

Zubereitung:

1. Heizen Sie den Ofen auf 185°C vor. Alle Gemüse, Basilikum, Salz, Pfeffer und Öl in einer Auflaufform mischen und 25-30 Minuten garen.
2. Nach dem Garen in eine Salatschüssel geben und Essig und Zitronensaft unterrühren.
3. Auf Tellern anrichten und servieren.

Nährstoffe:

- Kalorien: 115
- Fett: 9 g
- Ballaststoffe: 85 g
- Kohlehydrate: 11 g
  Eiweiß: 15 g

Kapitel 6. Suppen

Petersilien-Garten-Gemüse-Suppe

Zubereitungszeit: 10 Minuten

Kochzeit: 42 Minuten

Portionen: 8

Zutaten:

- 2 Esslöffel Olivenöl
- 1 Tasse gehackter Lauch
- 2 gehackte Knoblauchzehen
- 8 Tassen Gemüsebrühe
- 1 gewürfelte Möhre
- 1 gewürfelte Kartoffel
- 1 gewürfelte Selleristange
- 1 Tasse Champignons
- 1 Tasse Brokkoliröschen
- 1 Tasse Blumenkohlröschen
- 1/2 rote, gewürfelte Paprika
- 1/4 Kopf zerkleinerter Grünkohl
- 1/2 Tasse grüne Bohnen
- 1/2 Salz oder mehr zum Würzen
- 1/2 Teelöffel schwarzes Pfefferpulver
- 1/2 Tasse frische, gehackte Petersilie

Zubereitung:

1. Öl erhitzen. Knoblauch und Zwiebel hinzugeben und 6 Minuten braten, bis sie leicht gebräunt sind. Brühe, Karotte, Sellerie, Brokkoli, Paprika, grüne Bohnen, Salz, Kohl, Blumenkohl, Pilze, Kartoffel und Pfeffer hinzugeben.
2. Den Deckel verschließen; 6 Minuten auf höchster Stufe kochen. Den Druck ca. 5 Minuten lang natürlich ablassen. Petersilie einrühren und servieren.

Nährstoffe:

- Kalorien: 310
- Kohlehydrate: 21.1 g
- Eiweiß: 12 g
- Fett: 13.1 g
- Natrium: 321 mg
- Ballaststoffe: 6.9 g

Lamm und Spinatsuppe

Zubereitungszeit: 10 Minuten

Kochzeit: 50 Minuten

Portionen: 5

Zutaten:

- 1 Pfund Lammschulter, geschnitten in mundgerechte Stücke
- 10 Unzen frische, gehackte Spinatblätter
- 3 verquirlte Eier
- 5 Tassen Gemüsebrühe
- 3 Esslöffel Olivenöl
- 1 Teelöffel Salz

Zubereitung:

1. Geben Sie das Lamm zusammen mit den restlichen Zutaten in Ihren Instant-Topf. Verschließen Sie den Deckel, drücken Sie auf Suppe/Brühe und kochen Sie 30 Minuten lang auf Hochdruck.

Nährstoffe:

- Kalorien: 310
- Kohlehydrate: 21.1 g
- Eiweiß: 12 g
- Fett: 13.1 g
- Natrium: 321 mg
- Ballaststoffe: 6.9 g

Einfache Hühnchen Reissuppe

Zubereitungszeit: 10 Minuten

Kochzeit: 20 minutes

Portionen: 4

Zutaten:

- 1 Pfund Hühnerbrust, knochenlos, hautlos und in Stücke geschnitten
- 1 große, gehackte Möhre
- 1 gehackte Zwiebel
- 1/4 Tasse Reis
- 1 fein gehackte Kartoffel
- 1/2 Teelöffel Salz
- 1 Teelöffel Chayenne Pfeffer
- Eine Handvoll fein, gehackte Petersilie
- 3 Esslöffel Olivenöl
- 4 Tassen Hühnerbrühe

Zubereitung:

1. Geben Sie alle Zutaten, außer Petersilie, in den Topf und verschließen Sie den Deckel. Kochen Sie die Suppe/Brühe für 15 Minuten auf hoher Stufe. Machen Sie einen schnellen Druck und lassen Sie los. Frische Petersilie einrühren und servieren.

Nährstoffe:

- Kalorien: 213
- Kohlehydrate: 24 g
- Eiweiß: 16 g
- Fett: 15 g
- Natrium: 213 mg
- Ballaststoffe: 10.9 g

Spanische Herbstsuppe

Zubereitungszeit: 10 Minuten

Kochzeit: 34 Minuten

Portionen: 4

Zutaten:

- 3 geschnittene Süßkartoffeln
- 1 Teelöffel Meersalz
- 2 zerkleinerte Fenchelknolle
- 16 Unzen Kürbispüree
- 1 große, gehackte Zwiebel
- 1 Esslöffel Kokosnussöl
- 4 Tassen Wasser
- 1 Esslöffel Sour Creme

Zubereitung:

1. Erhitzen Sie das Öl und fügen Sie Zwiebel und Fenchelknollen hinzu und kochen Sie sie, bis sie weich und glasig sind. Die restlichen Zutaten zusammenfügen und den Deckel auflegen.
2. Auf hohem Druck 25 Minuten kochen. Druck ablassen, die Suppe in einen Mixer geben und 20 Sekunden lang cremig pürieren. Mit saurer Sahne garnieren und servieren.

Nährstoffe:

- Kalorien: 213
- Kohlehydrate: 24 g
- Eiweiß: 16 g
- Fett: 15 g
- Natrium: 213 mg; Ballaststoffe: 10.9 g

Wärmender Lammeintopf

Zubereitungszeit: 10 Minuten

Kochzeit: 34 Minuten

Portionen: 5

Zutaten:

- 2 Lammschulter in Würfel geschnitten
- Salz und schwarzer Pfeffer
- 1 Esslöffel Olivenöl
- 1 Esslöffel Butter
- 1 Tasse gehackte Zwiebel
- 2-3 gehackte Knoblauchzehe
- 1 Esslöffel Ingwerpaste
- 1 Teelöffel Korianderpulver
- 1 Teelöffel Zimtpulver
- 1/4-1/2 Tassen Wasser

- 8 getrocknete Aprikosen
- 8 entsteinte Datteln
- 2 Esslöffel in Scheiben geschnittene Mandeln
- 1 Esslöffel Orangenschale
- 1/2 Esslöffel Honig
- 1 Teelöffel ras el hanout

Zubereitung:

1. Würzen Sie die Lammwürfel mit Salz und Pfeffer
2. Geben Sie das Öl und die Butter in den Schnellkochtopf und wählen Sie "anbraten". Dann geben Sie die Lammwürfel in 2 Schichten hinein und kochen alles für 4-5 Minuten oder bis sie braun sind.
3. Geben Sie die Lammwürfel mit einem Schaumlöffel in eine Schüssel.
4. Zwiebel, Knoblauch, Ingwerpaste, Koriander und Zimt in den Topf geben und ca. 4-5 Minuten kochen.
5. Das Wasser hinzufügen und ca. 1 Minute kochen, dabei alle gebräunten Stücke vom Boden aufkratzen.
6. Wählen Sie "abbrechen" und rühren Sie die Lammwürfel um.
7. Wählen Sie "Manuell" und kochen Sie unter "Hohem Druck" für ungefähr 25 Minuten.
8. Wählen Sie "Abbrechen" und lassen Sie "natürlich" den Dampf ab.
9. Entfernen Sie den Deckel und rühren Sie die übrig gebliebenen Zutaten ein.
10. Wählen Sie "anbraten" und kochen Sie alles für 5-10 Minuten oder bis die gewünschte Konsistenz der Soße erreicht ist.
11. Wählen Sie "abbrechen" und servieren Sie heiß.

Nährstoffe:

- Kalorien: 483
- Kohlehydrate: 22.3 g
- Eiweiß: 53 g
- Fett: 20.1 g
- Sugar: 16.3 g
- Natrium: 188 mg
- Ballaststoffe: 3 g

Süßer und pikanter Eintopf

Zubereitungszeit: 10 Minuten

Kochzeit: 1 Stunde

Portionen: 8

Zutaten:

- 3 Esslöffel Olivenöl
- 1 1/2 gehackte Zwiebeln
- 3 Pfund Rindergulasch gewürfelt
- 1 1/2 Teelöffel Zimtpulver
- 3/4 Teelöffel Paprika
- 3/4 Teelöffel Kurkumapulver
- 1/4 Teelöffel Allerleigewürz
- 1/4 Teelöffel Ingwerpulver
- 1 1/2 Tassen Gemüsebrühe
- 1 1/2 Esslöffel Honig
- 1 1/2 Tassen getrocknete Aprikosen, halbiert und in heißem Wasser eingeweicht, bis sie weich und abgetropft sind
- 1/3 Tassen geröstete und geschnittene Mandeln

Zubereitung:

1. Das Öl in den Schnellkochtopf geben und "anbraten" wählen. Dann die Zwiebel hinzugeben und ca. 3-4 Minuten kochen.
2. Rühren Sie das Rindfleisch hinein und kochen Sie alles für 3-4 Minuten oder bis alles gänzlich braun ist.
3. Geben Sie die Gewürze hinein und kochen Sie alles für 2 Minuten.
4. Wählen Sie "abbrechen" und rühren Sie die Brühe und den Honig hinein.
5. Wählen Sie "Fleisch/Eintopf" und nutzen Sie die vorgegebene Zeit von 50 Minuten.
6. Wählen Sie "abbrechen" und machen Sie einen "natürlichen" Dampfablass für ca. 15 Minuten und lassen Sie dann schnell den Dampf ab.
7. Entfernen Sie den Deckel und geben Sie die Aprikosenhälften hinein.
8. Servieren Sie das Gericht mit den Mandelscheiben als Garnierung.

Nährstoffe:

- Kalorien: 428
- Kohlehydrate: 10.1 g
- Eiweiß: 54 g
- Fett: 18.4 g
- Natrium: 257 mg
- Ballaststoffe: 1.9 g

Kartoffel-Gazpacho mit Feta

Zubereitungszeit: 10 Minuten
Kochzeit: 25 Minuten

Portionen: 4

Zutaten:

- 3 große Lauchstangen
- 3 Esslöffel Butter
- 1 dünn geschnittene Zwiebel
- 1 Pfund zerkleinerte Kartoffeln
- 5 Tassen Gemüsebrühe
- 2 Teelöffel Zitronensaft
- 1/4 Teelöffel Muskatnuss
- 1/4 Teelöffel Korianderpulver
- 1 Lorbeerblatt
- 5 Unzen zerkrümelter Fetakäse
- 1 1/2 Salz und weißer Pfeffer
- 1/3 Frisch geschnittener Schnittlauch zum Garnieren

Zubereitung:

1. Entfernen Sie den größten Teil der grünen Teile des Lauchs. Schneiden Sie die weißen Teile sehr fein. Butter schmelzen und Lauch und Zwiebel 5 Minuten unter Rühren anbraten, ohne sie zu bräunen. Kartoffeln, Brühe, Saft, Muskatnuss, Koriander und Lorbeerblatt hinzufügen.

2. Wählen Sie Manuell/Druckgaren und stellen Sie den Timer auf 10 Minuten. Kochen Sie auf hohem Druck. Schnell den Dampf ablassen und das Lorbeerblatt entsorgen. Nach Geschmack würzen, Feta hinzufügen. Servieren Sie die Suppe mit frisch geschnittenem Schnittlauch bestreut.

Nährstoffe:

- Kalorien: 428
- Kohlehydrate: 10.1 g
- Eiweiß: 54 g

- Fett: 18.4 g
- Natrium: 257 mg
- Ballaststoffe: 1.9 g

Weiße Bohnen-Pomodoro-Suppe

Zubereitungszeit: 10 Minuten

Kochzeit: 40 Minuten

Portionen: 4

Zutaten:

- 2 Pfund gewürfelte Tomaten
- 1 Tasse weiße Bohnen, vorgekocht
- 1 gewürfelte kleine Zwiebel
- 2 gehackte Knoblauchzehen
- 1 Tasse Schlagsahne
- 1 Tasse Gemüsebrühe
- 2 Esslöffel frische Petersilie fein gehackt
- 1/4 Teelöffel schwarzes Pfefferpulver
- 2 Esslöffel natives Olivenöl
- 1/2 Teelöffel Salz

Zubereitung:

1. Erhitzen Sie das Öl im Sauté-Modus. Zwiebel und Knoblauch 2 Minuten unter Rühren anbraten. Tomaten, Bohnen, Brühe, 3 Tassen Wasser, Petersilie, Salz, Pfeffer und ein wenig Zucker zum Ausgleich der Bitterkeit hinzufügen.
2. Verschließen Sie den Deckel und kochen Sie auf Suppe/Brühe für 30 Minuten auf hohem Druck. Lassen Sie den Druck 10

Minuten lang auf natürliche Weise ab. Zum Servieren mit einem Klecks saurer Sahne und gehackter Petersilie anrichten.

Nährstoffe:

- Kalorien: 400
- Kohlehydrate: 15 g
- Eiweiß: 58 g
- Fett: 18.4 g
- Natrium: 300 mg
- Ballaststoffe: 1.9 g

Kräftige Grüne Suppe

Zubereitungszeit: 10 Minuten

Kochzeit: 35 Minuten

Portionen: 3

Zutaten:

- 1 Pfund frischer Rosenkohl, gewaschen, halbiert und geschnitten
- 6 Unzen frischen Babyspinat, abgetropft und zerkleinert
- 1 Teelöffel Meersalz
- 1 Esslöffel Vollmilch
- 3 Esslöffel Sour Creme
- 1 Esslöffel frisch, gehackter Sellerie
- 3 Tassen Wasser
- 1 Esslöffel Butter

Zubereitung:

1. Alle Zutaten in den Instant Pot geben. Machen Sie den Deckel drauf und stellen Sie den Dampfablass ein. Drücken Sie Suppe/Brühe und kochen Sie 30 Minuten lang auf höchster Stufe. Schnell herausnehmen. In einen Mixer geben und gut pürieren, um sie zu kombinieren.

Nährstoffe:

- Kalorien: 325
- Kohlehydrate: 21 g
- Eiweiß: 34 g
- Fett: 21 g
- Natrium: 213 mg
- Ballaststoffe: 4 g

Cremige Spargelsuppe

Zubereitungszeit: 10 Minuten

Kochzeit: 40 Minuten

Portionen: 4

Zutaten:

- 2 Pfund frischer Spargel, gestutzt und 2,5 cm dick
- 2 geschälte und fein geschnittene Zwiebeln
- 1 Tasse Schlagsahne
- 4 Tassen Gemüsebrühe
- 2 Esslöffel Butter
- 1 Esslöffel Olivenöl
- 1/2 Teelöffel Salz
- 1/2 Teelöffel getrockneter Oregano
- 1/2 Teelöffel Paprika

Zubereitung:

1. Erhitzen Sie Butter und Öl auf Sauté. Zwiebeln 2 Minuten unter Rühren anbraten, bis sie glasig sind. Spargel, Oregano, Salz und Paprika hinzufügen. Gut umrühren und ein paar Minuten kochen, bis der Spargel weich wird. Mit der Brühe aufgießen. Verschließen Sie den Deckel und kochen Sie auf Suppe/Brühe

für 20 Minuten auf höchster Stufe. Kurz abkühlen lassen und die Sahne einrühren. Lauwarm oder warm servieren.

Nährstoffe:

- Kalorien: 312
- Kohlehydrate: 25 g
- Eiweiß: 34 g
- Fett: 21 g
- Natrium: 213 mg
- Ballaststoffe: 8 g

Kapitel 7. Nachtisch

Schokoladen-Ganache

Zubereitungszeit: 8 Minuten

Kochzeit: 3 Minuten

Portionen: 16

Zutaten:

- 9 Unzen Zartbitterschokolade, gehackt
- 1/2 Tasse Schlagsahne
- 1 Esslöffel dunkler Rum (optional)

Zubereitung:

1. Geben Sie die Schokolade in eine mittelgroße Schüssel. Erhitzen Sie die Sahne in einem kleinen Kochtopf.
2. Bringen Sie sie zum Kochen. Wenn die Sahne einen Siedepunkt erreicht hat, gießen Sie die gehackte Schokolade darüber und schlagen Sie sie glatt. Rühren Sie den Rum ein, falls gewünscht.
3. Lassen Sie die Ganache etwas abkühlen, bevor Sie sie auf die Torte gießen. Beginnen Sie in der Mitte des Kuchens und arbeiten Sie sich nach außen. Für eine fluffige Glasur oder Schokoladenfüllung lassen Sie sie abkühlen, bis es dickflüssig ist, und schlagen Sie die Masse mit einem Schneebesen, bis sie leicht und fluffig ist.

Nährstoffe:

- Kalorien: 137
- Fett: 12.6 g
- Kohlehydrate: 20.5 g; Eiweiß: 2.6 g

Einfache Erdnussbutter und Schokobälle

Zubereitungszeit: 8 Minuten

Kochzeit: 0 Minuten

Portionen: 15

Zutaten:

- 3/4 Tasse cremige Erdnussbutter
- 1/4 Tasse ungesüßtes Kakaopulver
- 2 Esslöffel weiche Mandelbutter
- 1/2 Teelöffel Vanilleextrakt
- 1 3/4 Tasse Ahornzucker

Zubereitung:

1. Legen Sie ein Backblech mit Backpapier aus.
2. Kombinieren Sie alle Zutaten in einer Schüssel. Umrühren, um sie gut zu vermischen.
3. Teilen Sie die Mischung in 15 Teile und formen Sie jeden Teil zu einer 2,5cm-Kugel.
4. Ordnen Sie die Kugeln auf dem Backblech an und stellen Sie sie mindestens 30 Minuten lang in den Kühlschrank und servieren Sie sie dann gekühlt.

Nährstoffe:

- Kalorien: 146
- Fett: 8.1 g ; Eiweiß: 4.2 g

Mango Bowls

Zubereitungszeit: 5 Minuten

Kochzeit: 0 Minuten

Portionen: 4

Zutaten:

- 3 Tassen Mango geschnitten in mittelgroße Stücke

- 1/2 Tasse Kokosnusswasser
- 1/4 Tasse Stevia
- 1 Teelöffel Vanille Extrakt

Zubereitung:

1. Die Mango mit den restlichen Zutaten vermischen, gut mixen, in Schalen aufteilen und kalt servieren.

Nährstoffe:

- Kalorien: 122
- Fett: 4 g
- Ballaststoffe: 5.3 g
- Kohlehydrate: 6.6 g
- Eiweiß: 4.5 g

Walnuss-Apfel-Birnen-Mix

Zubereitungszeit: 4 Minuten

Kochzeit: 0 Minuten

Portionen: 4

Zutaten:

- 2 Äpfel entkernt und in Spalten geschnitten
- 1/2 Teelöffel Vanille
- 1 Tasse Apfelsaft
- 2 Esslöffel gehackte Walnüsse
- 2 Äpfel, entkernt und in Scheiben geschnitten

Zubereitung:

1. Befestigen Sie alle Zutaten im Innentopf des Schnellkochtopfs und rühren Sie gut um.
2. Topf mit Deckel verschließen und auf höchster Stufe kochen.
3. Den Druck natürlich einstellen, dann den Rest mit dem Schnellablass ablassen. Deckel abnehmen.

4. Servieren und genießen.

Nährstoffe:

- Kalorien: 132
- Fett: 2.6 g
- Kohlehydrate: 28.3 g
- Zucker: 21.9 g
- Eiweiß: 1.3 g ; Cholesterin: 0 mg

Würzige Birnensoße

Zubereitungszeit: 4 Minuten

Kochzeit: 6 Stunden

Portionen: 12

Zutaten:

- 8 Birnen, entkernt und gewürfelt
- 1/2 Teelöffel Zimtpulver
- 1/4 Teelöffel Muskatnusspulver
- 1/4 Teelöffel Kardamompulver
- 1 Tasse Wasser

Zubereitung:

1. Alle Zutaten in den Instant Pot geben und gut umrühren.
2. Den Topf mit einem Deckel verschließen und den Modus "Langsam kochen" auswählen und 6 Stunden lang auf niedriger Stufe kochen.
3. Die Sauce mit einem Kartoffelstampfer pürieren.
4. In einen Behälter geben und im Kühlschrank einfrieren.

Nährstoffe:

- Kalorien: 81
- Fett: 0.2 g
- Kohlehydrate: 21.4 g

Blaubeer-Joghurt-Mousse

Zubereitungszeit: 4 Minuten

Kochzeit: 0 Minuten

Portionen: 4

Zutaten:

- 2 Tassen griechischer Joghurt
- 1/4 Tasse Stevia
- 3/4 Tasse Schlagsahne
- 2 Tassen Blaubeeren

Zubereitung:

1. In einem Mixer den Joghurt mit den anderen Zutaten vermischen, gut mixen, in Becher aufteilen und vor dem Servieren 30 Minuten lang im Kühlschrank aufbewahren.

Nährstoffe:

- Kalorien: 141
- Fett: 4.7 g
- Ballaststoffe: 4.7 g
- Kohlehydrate: 8.3 g
- Eiweiß: 0.8 g

Gefüllte Pflaumen

Zubereitungszeit: 4 Minuten

Kochzeit: 20 Minuten

Portionen: 4

Zutaten:

- 4 Pflaumen, entsteint, halbiert, nicht weich
- 1 Esslöffel gehackte Erdnüsse
- 1 Esslöffel Honig
- 1/2 Teelöffel Zitronensaft

- 1 Teelöffel Kokosnussöl

Zubereitung:

1. Machen Sie ein Päckchen aus der Folie und legen Sie die Pflaumenhälften hinein.

2. Dann die Pflaumen mit Honig, Zitronensaft, Kokosnussöl und Erdnüssen beträufeln.

3. Backen Sie die Pflaumen für 20 Minuten bei 176°C.

Nährstoffe:

- Kalorien: 69
- Fett: 2.5 g
- Ballaststoffe: 1.1 g
- Kohlehydrate: 12.7 g; Eiweiß: 1.1 g

Kakao-Süßkirsch-Creme

Zubereitungszeit: 4 Minuten

Kochzeit: 0 Minuten

Portionen: 4

Zutaten:

- 1/2 Tasse Kakaopulver
- 3/4 Tasse rote Erdbeermarmelade
- 1/4 Tasse Stevia
- 2 Tassen Wasser
- 1 Pfund Kirschen, halbiert und entsteint

Zubereitung:

1. Die Kirschen mit dem Wasser und den restlichen Zutaten vermischen, gut durchmischen, in Tassen aufteilen und vor dem Servieren 2 Stunden im Kühlschrank aufbewahren

Nährstoffe:

- Kalorien: 162

- Fett: 3.4 g
- Ballaststoffe: 2.4 g
- Kohlehydrate: 5 g
- Eiweiß: 1 g

Mango und Honigcreme

Zubereitungszeit: 4 Minuten

Kochzeit: 30 Minuten

Portionen: 6

Zutaten:

- 2 Tassen Kokosnusscreme
- 6 Teelöffel Honig
- 2 geschnittene Mango

Zubereitung:

1. Mischen Sie Honig und Mango zusammen.
2. Wenn die Mischung glatt ist, mit Schlagsahne verschmelzen und vorsichtig umrühren.
3. Die Mango-Sahne-Mischung in die Serviergläser geben und 30 Minuten lang kühl stellen.

Nährstoffe:

- Kalorien: 272
- Fett: 19.5 g
- Ballaststoffe: 3.6 g
- Kohlehydrate: 27 g
- Eiweiß: 2.8 g

Zimtbirnen

Zubereitungszeit: 4 Minuten

Kochzeit: 25 Minuten

Portionen: 4

Zutaten:

- 2 Birnen
- 1 Teelöffel Zimtpulver
- 1 Esslöffel Erythrit
- 1 Teelöffel flüssiger Stevia
- 4 Teelöffel Butter

Zubereitung:

1. Schneiden Sie die Birnen in der Mitte durch.
2. Schöpfen Sie dann die Kerne mit Hilfe des Aushöhlers aus den Birnen.
3. Mischen Sie in der flachen Schüssel Erythrit und gemahlenen Zimt zusammen.
4. Jede Birnenhälfte mit der Zimtmischung bestreuen und mit flüssigem Stevia beträufeln.
5. Dann die Butter hinzufügen und in die Folie einwickeln.
6. Die Birnen 25 Minuten lang bei 185°C backen.
7. Nehmen Sie dann die Birnen aus der Folie und servieren Sie sie.

Nährstoffe:

- Kalorien: 96
- Fett: 4 g; Ballaststoffe: 3.6 g
- Kohlehydrate: 16.4 g; Eiweiß: 0.4 g

Kapitel 8. Snacks

Gefüllte Cherry Tomaten

Zubereitungszeit: 15 Minuten

Kochzeit: 15 Minuten

Portionen: 8

Zutaten:

- 24 Kirschtomaten
- 1/3 Tasse teilentrahmter Ricotta-Käse
- 1/4 Tasse gehackte, geschälte Gurke
- 1 Esslöffel fein gehackte rote Zwiebel
- 2 Teelöffel gehacktes frisches Basilikum

Zubereitung:

1. Schneiden Sie den oberen Teil jeder Tomate ab. Kratzen Sie das Fruchtfleisch vorsichtig heraus und entsorgen Sie es.
2. Ricotta, Gurke, rote Zwiebel und Basilikum in einer Schüssel vermengen. Gut umrühren.
3. Löffeln Sie die Ricottakäsemischung in die Tomaten und servieren Sie sie kalt.

Nährstoffe:

- Kalorien: 75
- Total Fett: 3 g
- Eiweiß: 6 g
- Kohlehydrate: 9 g
- Ballaststoffe: 1 g

Gewürzte gebackene Pita-Chips

Zubereitungszeit: 10 Minuten

Kochzeit: 10 Minuten

Portionen: 6

Zutaten:

- 2 Esslöffel kaltgepresstes Olivenöl
- 1 Teelöffel getrockneter Oregano
- 1/2 Teelöffel Paprika
- 1/2 Teelöffel Salz
- 1/4 Teelöffel frisch gemahlener schwarzer Pfeffer
- 1/4 Teelöffel Cayennepfeffer
- 3 Pitabrote, jeweils in 8 Dreiecke geschnitten

Zubereitungen:

1. Heizen Sie den Ofen auf 176°C vor. Legen Sie ein umrandetes Backblech mit Backpapier aus.
2. Mischen Sie das Olivenöl, Oregano, Paprika, Salz, schwarzen Pfeffer und Cayennepfeffer. Gut mischen.
3. Verteilen Sie die Pitadreiecke auf dem vorbereiteten Backblech. Mit der Ölmischung bepinseln. Umdrehen und die andere Seite bestreichen.
4. Backen, bis sie golden und knusprig sind.

Nährstoffe:

- Kalorien: 78
- Total Fett: 5 g
- Eiweiß: 1 g
- Kohlehydrate: 8 g
- Ballaststoffe: 1 g

Dip aus gerösteter roter Paprika

Zubereitungszeit: 1 Stunde

Kochzeit: 45 Minuten

Portionen: 6

Zutaten:

- 4 große rote Paprikaschoten, entkernt und geviertelt
- 1 große Zwiebel, gewürfelt
- 2 Esslöffel kaltgepresstes Olivenöl
- 1 Teelöffel Rotweinessig
- 1 1/2 Teelöffel Salz
- 1/4 Teelöffel frisch gemahlener schwarzer Pfeffer
- 2 Knoblauchzehen, geschält

Zubereitung:

1. Heizen Sie den Ofen vor und legen Sie ein umrandetes Backblech mit Alufolie aus.
2. In einer großen Schüssel die Paprika und die Zwiebel mit Olivenöl, Essig, Salz und Pfeffer anschwenken.
3. Verteilen Sie die Paprika und Zwiebeln in einer einzigen Schicht auf dem vorbereiteten Backblech. 30 Minuten lang rösten, dann die Knoblauchzehen hinzufügen und weitere 15 Minuten rösten, bis die Paprika an den Rändern schwarz zu werden beginnt. Aus dem Ofen nehmen und zum Abkühlen beiseite stellen.
4. Vor dem Servieren abkühlen lassen.

Nährstoffe:

- Kalorien: 85
- Total Fett: 5 g
- Eiweiß: 1 g
- Total Kohlehydrate: 9 g
- Ballaststoffe: 3 g

Teuflische Eier mit spanischer geräucherter Paprika

Zubereitungszeit: 15 Minuten

Kochzeit: 15 Minuten

Portionen: 6

Zutaten:

- 6 große Eier
- 1 bis 2 Esslöffel Mayonnaise
- 1 Teelöffel Dijon-Senf
- 1/2 Teelöffel Senfpulver
- 1/2 Teelöffel Salz
- 1/4 Teelöffel frisch gemahlener schwarzer Pfeffer
- 1 Teelöffel geräucherter Paprika

Zubereitung:

1. Cook the eggs and pour in enough water to completely submerge them.
2. When the eggs are processed, peel them and halve them lengthwise. Detach the yolks and put them in a small bowl.
3. To the yolks, add 1 tablespoon of mayonnaise, the Dijon mustard, mustard powder, salt, and pepper. Stir to blend completely, then add the remaining 1 tablespoon of mayonnaise if desired to achieve a smoother consistency. Spoon 1/2 tablespoon of the yolk mixture into each egg white.
4. Arrange the deviled eggs on a plate and sprinkle with the smoked paprika.
5. 1. Kochen Sie die Eier und gießen Sie so viel Wasser hinein, dass sie vollständig untergetaucht sind.

6. 2.   Wenn die Eier gekocht sind, schälen Sie sie und halbieren Sie sie der Länge nach. Lösen Sie die Eigelbe und geben Sie sie in eine kleine Schüssel.

7. Geben Sie zu den Eigelben 1 Esslöffel Mayonnaise, den Dijon-Senf, Senfpulver, Salz und Pfeffer. Umrühren, um alles zu vermischen, dann den restlichen 1 Esslöffel Mayonnaise hinzufügen, falls gewünscht, um eine glattere Konsistenz zu erreichen. Geben Sie 1/2 Esslöffel der Eigelbmischung in jedes Eiweiß.

8. Richten Sie die teuflische Eier auf einem Teller an und bestreuen Sie sie mit geräuchertem Paprika.

Nährstoffe:

- Kalorien: 89
- Total Fett: 7 g
- Eiweiß: 6 g
- Kohlehydrate: 1 g

Aperol Spritzer

Zubereitungszeit: 5 Minuten

Kochzeit: 15 Minuten

Portionen: 4

Zutaten:

- Eis
- 3 Unzen Prosecco
- 2 Unzen Aperol
- Spritzer Club Soda
- Orangenspalte, zum Garnieren

Zubereitung:

1. Füllen Sie ein Weinglas mit Eis. Fügen Sie den Prosecco und den Aperol hinzu. Mit einem Spritzer Club Soda auffüllen. Garnieren Sie mit einer Orangenspalte.

Nährstoffe:

- Kalorien: 125
- Total Fett: 0 g
- Eiweiß: 0 g
- Kohlehydrate: 17 g
- Ballaststoffe: 0 g

Glühwein

Zubereitungszeit: 5 Minuten

Kochzeit: 5 Minuten

Portionen: 4

Zutaten:

- 1 Flasche trockener Rotwein
- 3 Zimtstangen
- 3 Esslöffel Zucker
- Schale von 1 Orange

Zubereitung:

1. Mischen Sie alle Zutaten, decken Sie sie ab und kochen Sie sie.
2. Sobald es zu kochen beginnt, den Deckel abnehmen und vorsichtig mit einer Flamme entzünden. Wenn die Flamme erloschen ist, in Becher schöpfen.

Nährstoffe:

- Kalorien: 169
- Gesamtes Fett: 0 g
- Eiweiß: 0 g

- Kohlehydrate: 13 g
- Ballaststoffe: 0 g

Pflaumen-Wraps

Zubereitungszeit: 5 Minuten

Kochzeit: 10 Minuten

Portionen: 4

Zutaten:

- 4 Pflaumen
- 4 Schinkenscheiben
- 1/4 Teelöffel Olivenöl

Zubereitung:

1. Heizen Sie den Ofen auf 190°C vor.
2. Wickeln Sie jede Pflaume in Prosciutto-Scheiben ein und sichern Sie sie mit einem Zahnstocher (falls erforderlich).
3. Legen Sie die eingewickelten Pflaumen in den Ofen und backen Sie sie für 10 Minuten.

Nährstoffe:

- Kalorien: 62
- Fett: 2.2 g
- Ballaststoffe: 0.9 g; Kohlehydrate: 8 g; Eiweiß: 4.3 g

Einfacher Kohl

Zubereitungszeit: 5 Minuten

Kochzeit: 5 Minuten

Portionen:

Zutaten:

- 12 Tassen Grünkohl, zerkleinert
- 2 Esslöffel Zitronensaft

- 1 Esslöffel Olivenöl
- 1 Esslöffel Knoblauch, gehackt
- 1 Teelöffel Sojasauce

Zubereitung:

1. Setzen Sie einen Dämpfeinsatz in Ihren Kochtopf.
2. Gießen Sie Wasser in den Kochtopf bis zum Boden des Dampfgarers.
3. Bedecken Sie den Topf und bringen Sie das Wasser zum Kochen (mittlere Hitze).
4. Grünkohl in den Einsatz geben und 7-8 Minuten dämpfen.
5. Nehmen Sie eine große Schüssel und geben Sie Zitronensaft, Knoblauch, Olivenöl, Salz, Sojasauce und Pfeffer hinzu.
6. Gut mischen und den gedämpften Grünkohl in die Schüssel geben.
7. Gut verrühren und servieren.

Nährstoffe:

- Kalorien: 32
- Fett: 8.2 g
- Ballaststoffe: 5.9 g
- Kohlehydrate: 18 g; Eiweiß: 9.3 g

Kapitel 9. Gemüsegerichte

Gewürzgeröstete Möhren

Zubereitungszeit: 5 Minuten

Kochzeit: 45 Minuten

Portionen: 5

Zutaten:

- 8 große Möhren
- 3 Esslöffel Olivenöl
- 1 Esslöffel Rotweinessig
- 2 Esslöffel verpackte frische Oreganoblätter
- 1 Teelöffel geräucherter Paprika
- 1/2 Teelöffel gemahlene Muskatnuss
- 1 Esslöffel vegane Butter
- Salz und Pfeffer
- 1/3 Tasse gesalzene Pistazien, geröstet

Zubereitung:

1. Stellen Sie Ihren Ofen auf 232°C ein.
2. Mischen Sie Oregano, Öl, Muskatnuss, Paprika, Karotten, Salz und Pfeffer in einer Bratpfanne.
3. Braten Sie die Mischung etwa eine Stunde lang oder bis die Karotten weich werden.
4. Auf einen Teller umfüllen.
5. Vor dem Servieren mit Essig und Butter bestreichen und mit Pistazien belegen.

Nährstoffe:

- Kalorien: 120
- Fett: 3.5 g ; Netto Kohlehydrate: 20 g ; Eiweiß: 2 g

Bohnensalat

Zubereitungszeit: 5 Minuten

Kochzeit: 3 Minuten

Portionen: 16

Zutaten:

- 15 Unzen grüne Bohnen
- 1 Pfund Garbanzobohnen
- 15 Unzen dunkelrote Kidneybohnen
- 1 Zwiebel
- 1/2 Esslöffel weißer Zucker
- 10 Esslöffel weißer Essig
- 5 Esslöffel Pflanzenöl
- 1/2 Teelöffel Salz
- 1/2 Teelöffel schwarzer Pfeffer
- 1/2 Teelöffel Staudenselleriesamen

Zubereitung:

1. Alle Zutaten mischen und den Salat für mindestens 12 Stunden in den Kühlschrank stellen

Nährstoffe:

- Kalorien: 126
- Fett: 8.6 g
- Kohlehydrate: 6.9 g
- Eiweiß: 6.9 g

Gegrillte Zucchini mit Tomatensoße

Zubereitungszeit: 5 Minuten

Kochzeit: 10 Minuten

Portionen: 4

Zutaten:

- 4 Zucchinis, in Scheiben geschnitten
- 1 Esslöffel Olivenöl
- Salz und Pfeffer
- 1 Tasse Tomaten, gewürfelt
- 1 Esslöffel Minze, gehackt
- 1 Teelöffel Rotweinessig

Zubereitung:

1. Heizen Sie Ihren Grill vor.
2. Bestreichen Sie die Zucchini mit Öl und würzen Sie sie mit Salz und Pfeffer.
3. Grillen Sie für 4 Minuten pro Seite.
4. Die restlichen Zutaten in einer Schüssel mischen.
5. Die gegrillten Zucchini mit der Minzsalsa belegen.

Nährstoffe:

- Kalorien: 71
- Fett: 5 g
- Kohlehydrate: 6 g
- Eiweiß: 2 g

Brokkoli Creme

Zubereitungszeit: 5 Minuten

Kochzeit: 20 Minuten

Portionen: 4

Zutaten:

- 1 Pfund Brokkoli-Röschen
- 4 Tassen Gemüsebrühe
- 2 gehackte Schalotten
- 1 Teelöffel Chilipulver
- Salz

- Schwarzer Pfeffer
- 2 gehackte Knoblauchzehen
- 2 Esslöffel Olivenöl
- 1 Esslöffel gehackter Dill

Zubereitung:

1. Erhitzen Sie einen Topf mit Öl bei mittlerer bis hoher Hitze; geben Sie die Schalotten und den Knoblauch hinzu und braten Sie sie 2 Minuten lang an.

2. Den Brokkoli und die anderen Zutaten hinzufügen, zum Köcheln bringen und dann bei mittlerer Hitze 18 Minuten lang kochen.

3. Pürieren Sie die Mischung mit einem Stabmixer, verteilen Sie die Creme in Schüsseln und servieren Sie sie.

Nährstoffe:

- Kalorien: 111
- Fett: 8 g
- Kohlehydrate: 10.2 g
- Eiweiß: 3.7 g

Linguine mit wilden Pilzen

Zubereitungszeit: 5 Minuten

Kochzeit: 10 Minuten

Portionen: 4

Zutaten:

- 12 Unzen gemischte Champignons, in Scheiben geschnitten
- 2 grüne Zwiebeln, in Scheiben geschnitten
- 1 1/2 Teelöffel gehackter Knoblauch
- 1 Pfund Vollkorn-Linguine-Nudeln
- 1/4 Tasse Nährstoffhefe

- 1/2 Teelöffel Salz
- 3/4 Teelöffel gemahlener schwarzer Pfeffer
- 6 Esslöffel Olivenöl
- 3/4 Tassen Gemüsebrühe, heiß

Zubereitung:

1. Nehmen Sie eine Bratpfanne, stellen Sie sie auf mittlere bis hohe Hitze, fügen Sie Knoblauch und Pilze hinzu und kochen Sie sie 5 Minuten lang, bis sie weich sind.
2. Geben Sie das Gemüse in einen Topf; fügen Sie die gekochten Nudeln und die restlichen Zutaten, außer den Frühlingszwiebeln, hinzu.
3. Mit Frühlingszwiebeln garnieren und servieren.

Nährstoffe:

- Kalorien: 430
- Fett: 15 g
- Kohlehydrate: 62 g
- Eiweiß: 15 g

Lauchcreme

Zubereitungszeit: 5 Minuten

Kochzeit: 30 Minuten

Portionen: 4

Zutaten:

- 4 geschnittene Lauchstangen
- 4 Tassen Gemüsebrühe
- 1 Esslöffel Olivenöl
- 2 gehackte Schalotten
- 1 Esslöffel gehackter Rosmarin
- Eine Prise Salz

- Schwarzer Pfeffer
- 1 Becher Schlagsahne
- 1 Esslöffel gehackter Schnittlauch

Zubereitung:

1. Erhitzen Sie einen Topf mit dem Öl bei mittlerer Hitze; geben Sie die Schalotten und den Lauch hinzu und braten Sie sie 5 Minuten lang an.
2. Die Brühe und die anderen Zutaten außer dem Schnittlauch hinzufügen. Zum Köcheln bringen, dann bei mittlerer Hitze 25 Minuten kochen, dabei ab und zu umrühren.
3. Die Suppe mit einem Stabmixer pürieren, in Schüsseln füllen, den Schnittlauch darüber streuen und servieren.

Nährstoffe:

- Kalorien: 150
- Fett: 3 g
- Kohlehydrate: 2 g
- Eiweiß: 6 g

Auberginen Parmesan

Zubereitungszeit: 5 Minuten

Kochzeit: 45 Minuten

Portionen: 8

Zutaten:

- Kochspray
- 28 Unzen zerkleinerte Tomaten
- 2 Auberginen, in runde Scheiben geschnitten
- 1/4 Tasse Rotwein
- 1/2 Salz und Pfeffer
- 1 Teelöffel getrocknetes Basilikum

- 2 Esslöffel Olivenöl
- 1 Teelöffel getrockneter Oregano
- 1 Tasse Zwiebel, gehackt
- 1/2 Tasse Parmesankäse
- 2 Knoblauchzehen, zerdrückt und
- 1 Tasse Mozzarella-Käse
- 2 Basilikumblätter, gehackt

Zubereitung:

1. Heizen Sie Ihren Ofen auf 200°C vor.
2. Mischen Sie die Zutaten mit Ausnahme von Käse und Basilikum. Besprühen Sie Ihre Backform mit Öl. Lassen Sie alles 10 Minuten lang köcheln.
3. Die Aubergine in der Auflaufform anrichten. Die Sauce auf einer Auflaufform verteilen. Mit Salz und Pfeffer würzen. Mit den Auberginenscheiben belegen. 20 Minuten braten.
4. Den Mozzarella und Parmesan darüber streuen.
5. Setzen Sie bei mittlerer Hitze eine Pfanne ein. Geben Sie das Öl hinein und braten Sie die Zwiebel für 4 Minuten an. Backen Sie alles im Ofen für 25 Minuten.
6. Fügen Sie Knoblauch hinzu und kochen Sie alles für 2 weitere Minuten.

Nährstoffe:

- Kalorien: 192
- Fett: 9 g
- Kohlehydrate: 16 g
- Eiweiß: 10 g

Paprika und Linsen Salat

Zubereitungszeit: 10 Minuten

Kochzeit: 0 Minuten

Portionen: 4

Zutaten:

- 14 Unzen Linsen aus der Dose, abgetropft und abgespült
- 2 Frühlingszwiebeln, gehackt
- 1 rote Paprika, gehackt
- 1 grüne Paprika, gehackt
- 1 Esslöffel frischer Limettensaft
- 1/3 Tasse Koriander, gehackt
- 2 Teelöffel Balsamico-Essig

Zubereitung:

1. Kombinieren Sie die Linsen in einer Salatschüssel mit den Zwiebeln, Paprika und den restlichen Zutaten, rühren Sie alles um und servieren Sie sie.

Nährstoffe:

- Kalorien: 200
- Fett: 2.45 g
- Ballaststoffe: 6.7 g
- Kohlehydrate: 10.5 g; Eiweiß: 10 g

Mais- und Tomatensalat

Zubereitungszeit: 10 Minuten

Kochzeit: 0 Minuten

Portionen: 4

Zutaten:

- 2 Avocados, entsteint, geschält und gewürfelt
- 1 Pint gemischte Kirschtomaten, halbiert
- 2 Esslöffel Avocadoöl

- 1 Esslöffel Limettensaft
- 1/2 Teelöffel Limettenschale, gerieben
- Eine Prise Salz und schwarzer Pfeffer
- 1/4 Tasse Dill, gehackt

Zubereitung:

1. In einer Salatschüssel die Avocados mit den Tomaten und den restlichen Zutaten mischen, durchrühren und kalt servieren.

Nährstoffe:

- Kalorien: 188
- Fett: 7.3 g
- Ballaststoffe: 4.9 g
- Kohlehydrate: 6.4 g
- Eiweiß: 6.5 g

Kapitel 10. Soßen und Marinaden

Preiselbeersoße im Schnellkochtopf

Zubereitungszeit: 10 Minuten

Kochzeit: 50 Minuten

Portionen: 3

Zutaten:

- 12-Unzen-Pakete frische Preiselbeeren
- 1/2 Tasse brauner Zucker
- 1/2 Tasse frisch gepresster Orangensaft
- 2 Streifen Orangenschale
- 1 Zimtstange
- 1/4 Teelöffel gemahlene Nelken
- 1/2 Teelöffel Vanilleextrakt

Zubereitung:

1. Geben Sie die Preiselbeeren, den Zucker, den Orangensaft, die Orangenschale, den Zimt und die Nelken in den Schnellkochtopf. Gut umrühren.

2. Wählen Sie manuellen Hochdruck und stellen Sie einen Timer für 4 Minuten ein. Lassen Sie den natürlichen Druckabfall für 20 Minuten zu.

3. Entfernen Sie die Orangenschale und den Zimt mit einem Holzlöffel. Die Preiselbeermischung pürieren, bis Sie die gewünschte Konsistenz erreicht haben. Vanille einrühren und vollständig abkühlen lassen.

Nährstoffe:

- Kalorien: 86
- Eiweiß: 0.1 g
- Gesamt Fett: 0.1 g
- Kohlehydrate: 22 g

Apfelsoße im Schnellkochtopf

Zubereitungszeit: 10 Minuten

Kochzeit: 20 Minuten

Portionen: 4

Zutaten:

- 3 Pfund Äpfel
- Saft von 1 Zitrone
- 1/2 Tasse Wasser
- 1 Zimtstange

Zubereitung:

1. Die Äpfel schälen, entkernen und in 8 Scheiben schneiden.
2. Legen Sie die Äpfel auf den Boden des Schnellkochtopfs; fügen Sie Zitronensaft, Wasser und Zimt hinzu.
3. Setzen Sie den Deckel auf und stellen Sie ihn in die Verschlussposition. Auf manuellen Hochdruck für 6 Minuten einstellen.
4. Nach der Verarbeitung 6 Minuten lang natürlich ablassen. Lassen Sie den Rest des Drucks schnell ab. Nehmen Sie den Deckel vorsichtig ab, lassen Sie ihn abkühlen, und entfernen Sie die Zimtstange.
5. Mit einem Kartoffelstampfer zerdrücken. Es ist nun servierbereit.

Nährstoffe:

- Kalorien: 90

- Eiweiß: 0.4 g
- Gesamt Fett: 0.2 g
- Kohlehydrate: 24.1 g

Würziger Curry Hummus im Schnellkochtopf

Zubereitungszeit: 10 Minuten

Kochzeit: 30 Minuten

Portionen: 12

Zubereitung:

- 1 1/2 Tassen Kichererbsen, trocken
- 4 Tassen Wasser
- 1/3 Tasse Tahini
- 1/4 Tasse kaltgepresstes Olivenöl
- 2 Knoblauchzehen, geschält
- 1 Esslöffel Currypulver
- 1 Teelöffel Kurkuma
- 1/4 Teelöffel Cayennepfeffer
- 1 Zitrone, entsaftet
- Salz und Pfeffer

Zubereitung:

1. Weichen Sie Kichererbsen über Nacht ein.
2. Garbanzo-Bohnen zusammen mit 4 Tassen Wasser in den Instant-Topf geben. Stellen Sie den Instant Pot für 25 Minuten auf hohen Druck.
3. Lassen Sie den Druck nach Abschluss des Kochvorgangs auf natürliche Weise ab. Lassen Sie dann den Druck schnell ab, um den verbleibenden Druck abzulassen.
4. Lassen Sie die Kichererbsen ein wenig abkühlen. Kichererbsen, Tahini, Olivenöl, Knoblauch, Curry, Kurkuma, Cayennepfeffer,

Zitronensaft, Salz und Pfeffer vermischen. Pürieren, bis es cremig ist.

5. Hummus ist bereit zum Servieren.

Nährstoffe:

- Kalorien: 372
- Eiweiß: 16.7 g
- Gesamt Fett: 12.9 g
- Kohlehydrate: 50.9 g

Schnellkochtopf Tahini Cashew Curry Rezept

Zubereitungszeit: 10 Minuten

Kochzeit: 15 Minuten

Portionen: 2

Zutaten:

- 2 Tassen ungesüßte Cashewmilch
- 2 Esslöffel Tahinpaste
- 2 Teelöffel Currypaste
- 2 Teelöffel frisch gehackter Ingwer
- 1/2 Teelöffel Meersalz
- 1 Esslöffel Kurkuma
- 1 Esslöffel Tapiokastärke
- 1 Tasse Blumenkohlröschen
- 1/2 Tasse Zwiebel, gehackt
- 1/2 rote Paprika, gehackt

Zubereitung:

1. Cashewmilch, Tahinipaste, Currypaste, Ingwer, Meersalz und Kurkuma im Schnellkochtopf miteinander verquirlen. Stellen Sie den Sauté-Modus ein und bringen Sie es zum Kochen.

2. Blumenkohl, Zwiebeln und Paprika in den Schnellkochtopf einrühren. Auf Versiegeln stellen und 1 Minute lang auf manuellem Hochdruck kochen. Lassen Sie den Druck natürlich abfallen.
3. Über Reis oder mit Fladenbrot servieren.

Nährstoffe:

- Kalorien: 232
- Eiweiß: 5 g
- Gesamt Fett: 15 g
- Kohlehydrate: 20 g

Mediterraner Pizza Dip im Schnellkochtopf

Zubereitungszeit: 10 Minuten

Kochzeit: 35 Minuten

Portionen: 8

Zutaten:

- 8-Unzen-Packung Frischkäse
- 8 Unzen Monterey Jack-Käse, zerkleinert
- 1 Tasse Kirschtomaten, gehackt
- 3/4 Tasse Schinkensteak ohne Knochen, gewürfelt
- 1/2 schwarze Olive, in Scheiben geschnitten
- 1/2 Tasse marinierte Artischockenherzen, zerkleinert
- 3 Unzen zerkrümelter Fetakäse
- 3 Knoblauchzehen, gepresst
- 1/2 Esslöffel gehacktes frisches Basilikum
- 1 Teelöffel italienisches Gewürz

Zubereitung:

1. Frischkäse, Monterey Jack, Kirschtomaten, Schinkensteak, Oliven, Artischockenherzen, Feta-Käse, Knoblauch, Basilikum

und italienische Gewürze in einer Schüssel gut vermengen. Geben Sie die Masse in eine runde Glasauflaufform und decken Sie sie mit Alufolie ab. Stellen Sie sicher, dass die Form in den Schnellkochtopf passt.

2. Verquirlen Sie 1 Tasse Wasser. Legen Sie den Metalluntersetzer hinein und stellen Sie die Auflaufform darauf. Bedecken Sie sie und kochen Sie sie.

3. Lassen Sie den Druck mit dem Schnellablass ab. Entriegeln Sie vorsichtig den Deckel und nehmen Sie ihn ab. Umrühren und servieren.

Nährstoffe:

- Kalorien: 285
- Eiweiß: 14.1 g
- Gesamt Fett: 23.9 g
- Kohlehydrate: 4.3 g

Marinara Soße mit frischen Tomaten im Schnellkochtopf

Zubereitungszeit: 10 Minuten

Kochzeit: 35 Minuten

Portionen: 16-Unzen-Gläser

Zutaten:

- 1 Pfund Tomaten, gewürfelt
- 1 große Zwiebel, gewürfelt
- 8 Knoblauchzehen, gehackt
- 1 Esslöffel getrocknetes Basilikum
- 1 Esslöffel getrockneter Oregano
- 1 gewürfelte Karotte
- 2 Esslöffel frisches Basilikum, gehackt

- 2 Esslöffel frische Petersilie, gehackt
- 4 Unzen Gemüsebrühe
- 2 Esslöffel Olivenöl
- Salz zum Abschmecken

Zubereitung:

1. Erhitzen Sie den Topf und fügen Sie das Olivenöl zu erhitzen. Geben Sie den Knoblauch hinzu und kochen alles, dann fügen Sie die getrockneten Kräuter und Zwiebeln. Braten Sie alles für ein paar Minuten an, bis Sie den Knoblauch riechen.
2. Geben Sie die Tomaten, Karotten, frischen Kräuter und die Brühe hinein.
3. Schließen Sie den Deckel und versiegeln Sie die Entlüftung. 15 Minuten lang auf höchster Stufe druckkochen.
4. Pürieren Sie alle Zutaten und verarbeiten Sie sie, bis Sie die gewünschte Konsistenz erreicht haben. Es ist nun servierbereit.

Nährstoffe:

- Kalorien: 65
- Eiweiß: 1.8 g
- Gesamt Fett: 1.9 g
- Kohlehydrate: 10 g

. Kapitel 11. Beilagen

Thunfischsalat

Zubereitungszeit: 10 Minuten

Kochzeit: 0 Minuten

Portionen: 2

Zutaten:

- 12 Unzen Thunfisch aus der Dose in Wasser
- 1/4 Tasse geröstete rote Paprika, gehackt
- 2 Esslöffel Kapern, abgetropft
- 8 Kalamata-Oliven, entkernt und in Scheiben geschnitten
- 2 Esslöffel Olivenöl
- 1 Esslöffel Petersilie, gehackt
- 1 Esslöffel Zitronensaft
- Eine Prise Salz und schwarzer Pfeffer

Zubereitung:

1. In einer Schüssel den Thunfisch mit den gerösteten Paprika und den restlichen Zutaten kombinieren, durchrühren, auf Teller verteilen und zum Frühstück servieren.

Nährstoffe:

- Kalorien: 250
- Fett: 17.5 g
- Ballaststoffe: 0.6 g
- Kohlehydrate: 2.6 g
- Eiweiß: 10.4 g

Spargel Couscous

Zubereitungszeit: 15 Minuten

Kochzeit: 30 Minuten

Portionen: 6

Zutaten:

- 1 Tasse Ziegenkäse, mit Knoblauch und Kräutern gewürzt
- 1 1/2 Pfund Spargel, getrimmt und in 2,5 cm Stücke gehackt
- 1 Esslöffel Olivenöl
- 1 Knoblauchzehe, gehackt
- 1/4 Teelöffel schwarzer Pfeffer
- 1 3/4 Tasse Wasser
- 8 Unzen Vollkorn-Couscous, ungekocht
- 1/4 Teelöffel Meersalz, fein

Zubereitung:

1. Heizen Sie Ihren Ofen vor und legen Sie Ihren Ziegenkäse auf die Theke.
2. Holen Sie eine Schüssel heraus und mischen Sie Öl, Pfeffer, Knoblauch und Spargel. Beträufeln Sie den Spargel auf einem Backblech und rösten Sie ihn zehn Minuten lang. Achten Sie darauf, dass Sie mindestens einmal umrühren.
3. Nehmen Sie ihn aus der Pfanne und legen Sie den Spargel in eine Servierschüssel.
4. Nehmen Sie einen mittelgroßen Topf und bringen Sie das Wasser zum Kochen. Geben Sie das Salz und den Couscous hinein. Das gesamte Wasser sollte aufgesaugt werden.
5. Geben Sie den Couscous in eine Schüssel mit Spargel und fügen Sie den Ziegenkäse hinzu. Umrühren, bis er geschmolzen ist, und warm servieren.

Nährstoffe:

- Kalorien: 263
- Eiweiß: 11 g ; Fett: 9 g ; Kohlehydrate: 36 g

Einfaches Spaghetti Squash

Zubereitungszeit: 15 Minuten

Kochzeit: 25 Minuten

Portionen: 4

Zutaten:

- 2 Frühlingszwiebeln, fein gehackt
- 3 Knoblauchzehen, gehackt
- 1 Zucchini, gewürfelt
- 1 rote Paprikaschote, gewürfelt
- 1 Esslöffel italienisches Gewürz
- 1 Tomate, klein und fein gewürfelt
- 1 Esslöffel Petersilie, frisch und gehackt
- Prise Zitronenpfeffer
- Prise Meersalz, fein
- 4 Unzen Feta-Käse, zerbröckelt
- 3 italienische Wurstscheiben, ohne Darm
- 2 Esslöffel Olivenöl
- 1 Spaghetti-Sauce

Zubereitung:

1. Heizen Sie den Ofen vor und holen Sie ein großes Backblech heraus. Bestreichen Sie es mit Kochspray und legen Sie den Kürbis mit der Schnittseite nach unten darauf.

2. Backen Sie ihn bei 176°C fünfundvierzig Minuten lang. Er sollte weich sein.

3. Drehen Sie den Kürbis um, und backen Sie ihn weitere fünf Minuten. Kratzen Sie die Stränge in eine größere Schüssel.

4. Erhitzen Sie das Olivenöl und geben Sie die italienischen Würstchen hinein. Braten Sie sie acht Minuten lang, bevor Sie sie herausnehmen und in eine Schüssel geben.

5. Geben Sie einen weiteren Esslöffel Olivenöl in die Pfanne und braten Sie den Knoblauch und die Zwiebeln, bis sie weich sind. Dies wird fünf Minuten dauern.
6. Fügen Sie die italienischen Gewürze, die rote Paprika und die Zucchini hinzu. Kochen Sie weitere fünf Minuten. Das Gemüse sollte jetzt weich sein.
7. Den Feta-Käse und den Kürbis untermischen und kochen, bis der Käse geschmolzen ist.
8. Rühren Sie die Würstchen unter, und würzen Sie mit Zitronenpfeffer und Salz. Mit Petersilie und Tomate servieren.

Nährstoffe:

- Kalorien: 423
- Eiweiß: 18 g
- Fett: 30 g ; Kohlehydrate: 22 g

Garbanzo Bohnen Salat

Zubereitungszeit: 10 Minuten

Kochzeit: 0 Minuten

Portionen: 4

Zutaten:

- 1 1/2 Tassen Salatgurke, gewürfelt
- 15 Unzen Kichererbsen aus der Dose
- 3 Unzen schwarze Oliven, entkernt und in Scheiben geschnitten
- 1 Tomate, gewürfelt
- 1/4 Tasse rote Zwiebel, gehackt
- 5 Tassen Salatgrün
- Eine Prise Salz und schwarzer Pfeffer
- 1/2 Tasse Feta-Käse, zerbröckelt
- 3 Esslöffel Olivenöl

- 1 Esslöffel Zitronensaft
- 1/4 Tasse Petersilie, gehackt

Zubereitung:

1. Kombinieren Sie in einer Salatschüssel die Kichererbsen mit der Gurke, der Tomate und den restlichen Zutaten außer dem Käse und schwenken Sie sie.

2. Teilen Sie die Mischung in kleine Schalen, streuen Sie den Käse darüber und servieren Sie sie zum Frühstück.

Nährstoffe:

- Kalorien: 268
- Fett: 16.5 g
- Ballaststoffe: 7.6 g
- Kohlehydrate: 36.6 g
- Eiweiß: 9.4 g

Gewürzte Kichererbsen Bowl

Zubereitungszeit: 10 Minuten

Kochzeit: 30 Minuten

Portionen: 4

Zutaten:

- 15 Unzen Kichererbsen aus der Dose, abgetropft und abgespült
- 1/4 Teelöffel Kardamom, gemahlen
- 1/2 Teelöffel Zimtpulver
- 1 1/2 Teelöffel Kurkumapulver
- 1 Teelöffel Koriander, gemahlen
- 1 Esslöffel Olivenöl
- Eine Prise Salz und schwarzer Pfeffer
- 3/4 Tasse griechischer Joghurt
- 1/2 Tasse grüne Oliven, entkernt und halbiert

- 1/2 Tasse Kirschtomaten, halbiert
- 1 Salatgurke, in Scheiben geschnitten

Zubereitung:

1. Die Kichererbsen auf ein mit Backpapier ausgelegtes Backblech träufeln, Kardamom, Zimt, Kurkuma, Koriander, Öl, Salz und Pfeffer hinzugeben, durchschwenken und bei 190°C 30 Minuten lang backen.
2. In einer Schüssel die gerösteten Kichererbsen mit den restlichen Zutaten kombinieren, durchrühren und zum Frühstück servieren.

Nährstoffe:

- Kalorien: 519
- Fett: 34.5 g
- Ballaststoffe: 13.6 g
- Kohlehydrate: 36.6 g
- Eiweiß: 11.4 g

Kapitel 12. Brot und Pizza

Gegrillte Burger mit Pilzen

Zubereitungszeit: 15 Minuten

Kochzeit: 10 Minuten

Portionen: 4

Zutaten:

- 2 Lattichsalat, halbiert
- 4 Scheiben rote Zwiebel
- 4 Scheiben Tomate
- 4 Vollkornbrötchen, getoastet
- 2 Esslöffel Olivenöl
- 1/4 Teelöffel Cayennepfeffer, optional
- 1 Knoblauchzehe, gehackt
- 1 Esslöffel Zucker
- 1/2 Tasse Wasser
- 1/3 Tasse Balsamico-Essig
- 4 große Portobello-Pilzköpfe, etwa 12,7 cm im Durchmesser

Zubereitung:

1. Stiele von den Pilzen entfernen und mit einem feuchten Tuch reinigen. Mit der Kiemenseite nach oben in eine Auflaufform geben.

2. In einer Schüssel Olivenöl, Cayennepfeffer, Knoblauch, Zucker, Wasser und Essig gründlich mischen. Über die Pilze gießen und die Pilze für mindestens eine Stunde im Kühlschrank marinieren.

3. Sobald die eine Stunde um ist, den Grill auf mittelhohe Flamme vorheizen und den Grillrost einfetten.

4. Grillen Sie die Pilze fünf Minuten pro Seite oder bis sie zart sind. Begießen Sie die Pilze mit der Marinade, damit sie nicht austrocknet.

5. Zum Zusammensetzen die Hälfte des Brötchens auf einen Teller legen, mit einer Scheibe Zwiebel, Champignon, Tomate und einem Salatblatt belegen. Mit der anderen oberen Brötchenhälfte abdecken. Wiederholen Sie den Vorgang mit den restlichen Zutaten, servieren und genießen Sie.

Nährstoffe:

- Kalorien: 244
- Fett: 9.3 g
- Kohlehydrate: 32 g
- Eiweiß: 8.1 g

Lightning Source UK Ltd.
Milton Keynes UK
UKHW051533280521
384511UK00002BA/355